专家细说
儿童常见病

一本书读懂儿童常见病的诊、治、养、防

中山大学附属第三医院普儿科主任
副主任医师，硕士生导师 ｜ 陈奋华 主编

北京出版集团公司
北京出版社

图书在版编目（CIP）数据

专家细说儿童常见病／陈奋华主编. — 北京：北京出版社，2017.1
（专家细说常见病／翁建平，吴斌主编）
ISBN 978－7－200－12643－3

Ⅰ．①专… Ⅱ．①陈… Ⅲ．①小儿疾病—常见病—防治 Ⅳ．①R72

中国版本图书馆 CIP 数据核字（2016）第 303677 号

专家细说常见病
专家细说儿童常见病
ZHUANJIA XISHUO ERTONG CHANGJIANBING
陈奋华　主编

*

北 京 出 版 集 团 公 司
北 京 出 版 社　出版
（北京北三环中路 6 号）
邮政编码：100120
网　　　址：www．bph．com．cn
北 京 出 版 集 团 公 司 总 发 行
新 华 书 店 经 销
北 京 画 中 画 印 刷 有 限 公 司 印 刷

*

787 毫米×1092 毫米　　32 开本　　13.625 印张　　262 千字
2017 年 1 月第 1 版　　2017 年 1 月第 1 次印刷
ISBN 978－7－200－12643－3
定价：35.00 元
如有印装质量问题，由本社负责调换
质量监督电话：010－58572393
责任编辑电话：010－58572281

编委会名单

丛书主编：翁建平　吴　斌

丛书副主编：朱延华　杨翠华　邹丽媛

本书主编：陈奋华

本书副主编：李晓峰

本书编者：（以姓氏笔画为序）
李晓峰　张萍萍　陈奋华　陈凯云

致读者

　　"专家细说常见病"丛书是一套由中山大学附属第三医院各科专家倾力编写完成的医学科普图书，第一辑共13个分册。《专家细说儿童常见病》一书由陈奋华主任担任主编，本书对广大家长应当了解和掌握的小儿病防治知识进行了系统而全面的介绍。本书可作为宝宝患病时的诊治参考，同时也是广大儿童家长必备的宝宝健康工具书。本书内容权威、实用，希望广大家长能够从中获益，让宝宝远离疾病，健康、快乐地成长！

目录
CONTENTS

新生儿常见病

新生儿黄疸

新生儿肺炎

新生儿脐炎

新生儿败血症

专家细说儿童常见病

维生素D缺乏性佝偻病

铅中毒

锌缺乏

呼吸系统疾病

急性上呼吸道感染

目
录

急性喉炎

急性支气管炎

肺炎

消化系统疾病

泌尿系统疾病

心血管系统疾病

先天性心脏病

病毒性心肌炎

心律失常

风湿免疫性疾病

风湿热

幼年特发性关节炎

川崎病

过敏性紫癜

神经系统疾病

热性惊厥

癫痫

遗传性疾病

21-三体综合征

苯丙酮尿症

肝豆状核变性

糖原累积病

半乳糖血症

内分泌系统疾病

矮身材

性早熟

糖尿病

尿崩症

传染性疾病

麻疹

专家细说儿童常见病

儿童发育行为障碍

新生儿常见病

新生儿黄疸

1. 什么是黄疸？

几乎每个新生儿的家长都或多或少地接触过"黄疸"这个词，或者是在爱婴区医生查房时说"某某宝贝出现黄疸了"，或者是从产科出院后回医院复诊时保健医生说"宝宝有些黄了"。有些老人会说，每个孩子都会黄的，不用理会自己就会好的。那么，到底是不是这样？黄疸又究竟是怎么一回事？

黄疸又称高胆红素血症，是指血液中胆红素含量增高引起皮肤、黏膜、巩膜等部位的黄染。当新生儿血中胆红素超过5～7毫克/毫升（85～120微摩尔/升）时就可以出现肉眼可见的黄疸。黄疸是新生儿期最常见的临床问题，新生儿黄疸属于中医"胎黄"或"胎疸"的范畴。新生儿黄疸有生理性黄疸和病理性黄疸之分。家长可以通过肉眼观察大体判断宝宝黄疸的程度：在自然光线下观察新生儿的皮肤，如果仅仅是面部黄染，为轻度黄疸；如果躯干部皮肤黄染，为中度黄疸；如果四肢和手脚心也出现黄染，为重度黄疸。

2. 什么是生理性黄疸？

在我国，超过80%的新生儿都会出现暂时性的总胆红素增高。一般足月儿出生后2～3天会出现皮肤、巩膜的黄染，4～5天达到高峰，5～7天消退，最晚不超过2周；早产儿的黄疸比足月儿晚1～2天出现，持续时间较长，但消退最迟也不会超过3～4周。宝宝的饮食、睡眠等一般情况良好，大便颜色不发生改变，个别宝宝有食欲减退，一般没有其他明显不适。

3. 为什么会出现生理性黄疸？

新生儿出生时过多的红细胞被破坏，从而释放出大量的胆红素，而新生儿的肝功能还不健全，处理胆红素的能力不足，同时血浆白蛋白结合胆红素的能力也不足，尿和大便中胆红素的排泄量相对较少，当胆红素在血中潴留超过一定浓度时就会引起皮肤黄染。

4. 什么是病理性黄疸？

顾名思义，病理性黄疸就是疾病导致的黄疸。相对于生理性黄疸来说，病理性黄疸的发生率很低。

病理性黄疸常常表现为：

① 孩子出生后24小时内就出现非常明显的黄疸。

② 病情进展快，黄疸在短时间内明显加深，遍及全身，颜色较深。

③ 黄疸持续1周后没有减轻的趋势，足月儿出生后2～3周、早产儿出生后4周黄疸仍不减退甚至还有加重的趋势。

④ 黄疸减轻或消退后又加重或重新出现。

⑤ 宝宝在出现黄疸的同时还有拒奶、精神不好、反应迟钝、呆滞、嗜睡等症状。

⑥ 有些宝宝的大便颜色发白，甚至呈白陶土色，尿呈深黄色。

5. 哪些原因可以导致病理性黄疸？

1）新生儿ABO溶血病　ABO溶血病主要发生在母亲血型为O型、第一胎胎儿血型为A型或B型的情况下，如果母亲血型为AB型或新生儿血型为O型则不会发生。但是，即使存在母子ABO血型不合的情况，也只有1/5的宝宝会发生ABO溶血病。新生儿ABO溶血病病情大多较轻，预后大多良好。

2）新生儿Rh溶血病　中国人的血型绝大多数是Rh阳性。Rh溶血病主要发生在母亲的血型是Rh阴性、胎儿的血型是Rh阳性时，个别情况下母子血型均为Rh阳性也会发生Rh溶血病。Rh溶血病一般不发生在第一胎。Rh溶血病发病率很低，但是一旦发生，病情要比ABO溶血病严重，并且在胎儿期就可以发病，病情凶险，所以孕期要常规检查该项目。

3）母乳喂养性黄疸和母乳性黄疸　母乳喂养性黄疸一般发生在新生儿出生后1周内，差不多2/3的母乳喂养儿会出现这种黄疸，主要是由于出生后数天内水分和热量摄入不足、排便延迟等原因使血清胆红素升高所致。母乳喂养性黄疸病情大多轻微，但有个别报道称曾出现过胆红素脑病等严重情况。母乳性黄疸一般在宝宝出生后1周出现，可持续至宝宝出生后3个月。母乳性黄疸的病因尚不完全明确，目前认为与母乳中β-葡萄糖醛酸酐酶水平较高、新生儿肝脏处理胆红素的能力不足有关。母乳性黄疸的宝宝有可能血中胆红素水平非常高，但是一般不会有严重后果出现。

6. 新生儿黄疸这个病严重吗？

前面我们说过，新生儿黄疸一般并不严重。但当血中游离胆红素水平过高时，胆红素可以透过血脑屏障形成"核黄疸"，造成基底神经节、海马区、下丘脑神经核和小脑神经元坏死，引起一系列不可逆的中枢神经系统功能损害（注意：这种损害是"不可逆的"），常常遗留智力低下、语言障碍、手足徐动、牙齿发育不良、眼球运动障碍、听觉障碍等问题。

7. 何时需要就医？

如果宝宝出现上述病理性黄疸的任意一种情况，应立即送医院就诊或经爱婴区转新生儿科系统诊治。

8. 医生会做什么？

　　医生接诊后会分三步走：首先判断宝宝是否有黄疸以及黄疸的程度，然后判断是生理性黄疸还是病理性黄疸，最后是最关键的判断病因。

　　这其中，需要家长帮助的地方就是提供病史，主要包括：

　　① 黄疸出现的时间：出生后24小时内出现者，应首先考虑新生儿溶血病，其次考虑巨细胞病毒感染等先天性感染；出生后2～3天出现者，以生理性黄疸最为常见，新生儿ABO溶血病应除外；出生后4～7天出现者，以新生儿败血症、母乳性黄疸较多见；出生7天后才出现者，则新生儿败血症、新生儿肺炎、先天性胆道闭锁、母乳性黄疸等均有可能。

　　② 黄疸的发展速度：新生儿溶血病导致的黄疸进展最快，其次是新生儿败血症，新生儿肝炎及先天性胆道闭锁导致的黄疸发展较慢但很持久。

　　③ 大小便的颜色：大便颜色比较浅或呈灰白色而尿色深者常提示新生儿肝炎或先天性胆道闭锁。

　　④ 宝宝有没有感染症状：比如皮肤有没有脓包、脐部有没有发炎等。

　　⑤ 家族史：家族中如果有G6PD缺乏症（俗称"蚕豆病"）、地中海贫血、遗传性球形红细胞增多症、甲状腺疾病或者Gilbert综合征等胆红素代谢障碍性疾病的患者，应考虑

宝宝是否有相应的疾病；父母亲有肝炎病史的话，要注意除外肝炎的可能。

⑥ 孕母的妊娠史：包括是否有围产期感染、有没有特殊用药史、有没有内分泌疾病史等。

以上病史对于新生儿黄疸的病因诊断至关重要。

9. 一般会有哪些检查？

1）胆红素测定　有经皮胆红素测定、末梢血微量胆红素测定和血清胆红素测定三种方法，可用于判断有没有黄疸以及黄疸的程度，其中血清胆红素测定的结果最为准确，并且可以检测是以结合胆红素升高为主还是以非结合胆红素升高为主，有助于判断病因。经皮胆红素测定为无创检测方法，操作便捷，但是由于此法受测定部位皮肤厚薄与肤色的影响，可能会导致误判。经皮胆红素测定可用于筛查，一旦达到一定的界限值，还是需要检测血清胆红素。如果考虑母乳性黄疸，建议停止母乳喂养48~72小时，对比停母乳前后的黄疸情况以及胆红素的测定值，如果停母乳后黄疸明显消退、胆红素显著降低，恢复母乳喂养后48小时内黄疸又开始加重，则诊断明确。

2）血常规、网织红细胞　在新生儿黄疸时必须常规检查，有助于新生儿溶血病的筛查。有溶血病时，红细胞计数和血红蛋白减低，网织红细胞增多。

3）**血型** 包括父、母及新生儿的血型（ABO系统和Rh系统），特别是怀疑新生儿溶血病时。必要时进一步做血清特异性抗体检查以帮助确诊。

4）**红细胞脆性试验** 怀疑黄疸由于溶血引起，但又排除血型不合溶血病时，可做本试验。如果脆性增高，考虑遗传性球形红细胞增多症、自身免疫性溶血症等。如果脆性降低，考虑地中海贫血等血红蛋白病。

5）**高铁血红蛋白还原率** 正常值＞75%。G6PD缺乏者此值减低，需进一步查G6PD活性，以明确诊断。

6）**血、尿、脑脊液培养，血清特异性抗体、C反应蛋白及血沉检查** 如果怀疑为感染所致黄疸，应做以上几项检查。

7）**肝功能检查** 谷丙转氨酶是反映肝细胞损害较为敏感的指标，碱性磷酸酶在肝内胆道梗阻或有炎症时均可升高。

8）**甲状腺功能检查** 用以排除先天性甲状腺功能低下。

9）**超声** 腹部B超为无损伤性诊断技术，特别适用于新生儿。患胆管囊肿、胆管扩张、胆结石、胆道闭锁、胆囊缺如等疾病，B超都可显示病变情况。

10）**听、视功能电生理检查** 可早期预测胆红素毒性所致脑损伤，有助于暂时性或亚临床胆红素神经性中毒症的诊断。

如果考虑有脑垂体功能低下、先天愚型等疾病的可能，还要做相关方面的检查。

10. 新生儿黄疸如何治疗？

生理性黄疸一般不需要治疗，可以自然消退。病理性黄疸一定要由医生明确病因后酌情处理：新生儿败血症所致的黄疸应及时予以有效的抗感染治疗；母乳性黄疸一般不需要任何治疗，黄疸轻微者可继续母乳喂养，黄疸严重、患儿一般情况差时，可考虑暂停母乳喂养，待黄疸消退后再恢复母乳喂养；新生儿溶血病所致的黄疸可予以白蛋白、静脉用丙种球蛋白、肾上腺皮质激素等药物以及其他退黄、支持等治疗，必要时应及时换血。

11. 临床常用的退黄方法有哪些？

1）光照疗法　简称光疗，是降低血清非结合胆红素简单而有效的方法。将新生儿裸露放置于光疗箱中，遮盖其双眼和会阴部，采用单面或双面波长425～475纳米的蓝光照射（可持续照射，一般为24～48小时，也可间歇进行）。但是，光疗只是作用于皮肤浅层组织，光疗后皮肤黄疸消退并不代表血清胆红素水平已经正常。光疗中患儿可出现发热、腹泻、皮疹等不适，多不严重，可继续光疗。当血清结合胆红素升高时，光疗可使患儿的皮肤呈现青铜色，即所谓"青铜症"，此时应停止光疗，青铜症可自行消退。此外，光疗时应适当给宝宝补充核黄素、水分和钙剂。

2）**药物治疗**

① 肝药酶诱导剂：可以改善肝脏处理胆红素的能力。常用苯巴比妥，每日5毫克/千克体重，分2~3次口服，共4~5天。

② 益生菌：如双歧杆菌、乳酸杆菌等，可改善肠道内环境，减少肠肝循环，有助于减轻黄疸。

③ 中药：如茵栀黄颗粒等，有利湿退黄的功效，可酌情服用。

④ 血液制品：如人白蛋白等，用于黄疸严重时，可预防胆红素脑病的发生，但输注有风险，不常规使用。

3）**换血疗法**　用于严重黄疸或已有早期核黄疸症状时，能快速、有效地降低血清胆红素。但换血需要一定的条件，属于小手术，而且可能产生一些不良反应，所以应严格掌握适应证。

12. 新生儿黄疸的家庭养护要点有哪些？

① 平时多给新生宝宝晒太阳，这有助于黄疸的消退。如果室外太冷的话，可以将宝宝放在室内阳光较为充足的地方，让阳光直射到宝宝的皮肤上，但要注意保护好宝宝的双眼。

② 多喂宝宝温开水，以利尿，促进胆红素排出。

③ 宝宝在黄疸期间常有吸吮无力、不想吃奶等表现，此时应调整喂养方式，比如少量多次给奶、间歇给奶等。对于

吸吮力比较弱的宝宝，可以把乳汁挤到杯子里用滴管喂。

④ 观察宝宝大小便的次数、量以及性质。如果宝宝有胎粪排出延迟、大便干结等情况，应及时处理。

⑤ 观察宝宝的体温、脉搏、呼吸等生命体征以及精神、睡眠、吃奶等一般情况，如有异常，及时就医。

13. 新生儿黄疸如何预防？

① 孕母在妊娠期间应注意饮食卫生，忌食刺激性食物，避免滥用药物。

② 孕母在妊娠期间如有黄疸病史，应及时就医"排黄"。

③ 分娩过程中严密监护，避免胎儿发生宫内缺氧、窒息、感染、产伤等情况。

④ 妈妈应尽早开奶，喂奶频次要足够，防止宝宝饥饿。

⑤ 注意宝宝的皮肤清洁和脐部护理，避免感染。

（李晓峰）

新生儿肺炎

　　新生儿肺炎是新生儿期的常见疾病，也是造成新生儿死亡的重要原因。新生的宝宝由于呼吸中枢调节能力差，肺组织分化不完善，呼吸肌软弱，呼吸运动表浅，呼吸道管腔狭窄，气道黏膜柔嫩，呼吸道的纤毛运动能力差，清理气道的功能低，同时血中的各种免疫物质缺乏，因此，遇到各种感染源时容易形成肺炎。早产儿因为免疫功能低下更容易被感染。

　　新生儿肺炎根据病因可分为吸入性肺炎和感染性肺炎两种。肺炎可以发生在孕期、分娩过程中或产后。产前和产时的感染常是由于孕母本身受感染后，病原体通过胎盘屏障经血行传给胎儿，或是胎儿吸入了被胎粪污染的羊水、产道分泌物继发感染等所致；而产后的感染常是宝宝密切接触了患有呼吸道感染性疾病的人，或者宝宝其他部位（像皮肤、脐部等）的感染通过血行传播病原体到达肺部，或者由于吞咽功能不协调误吸入乳汁引起肺部化学性炎症反应或继发感染，以及一些医源性因素所致。

新生儿肺炎常见的病原体有金黄色葡萄球菌、大肠杆菌、克雷伯菌、呼吸道合胞病毒、腺病毒、支原体、衣原体、真菌等。

3. 如何判断宝宝得了肺炎？

新生儿肺炎往往没有发热、咳嗽等年长儿常见的呼吸道感染症状，早期临床表现往往不典型，只是有精神萎靡，哭闹不安或老想睡觉，吃奶减少或不想吃奶，体温不稳定，时而低热时而体温不升，少数宝宝有鼻塞、流涕等症状；随后出现呼吸增快（>60次/分）、口吐泡沫、伴有呻吟、口周和鼻周发紫、鼻翼扇动、三凹征（即吸气时锁骨上窝、胸骨上窝、肋缘下凹陷），严重时呼吸不规则，出现点头呼吸或呼吸暂停，头面部以及手脚发紫，皮肤黄疸加重，甚至抽搐。

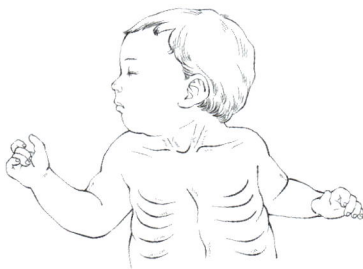

三凹征

家长一旦发现新生宝宝出现精神萎靡、胃口不好、呼吸增快、口吐泡沫、口周发紫等情况，就应该警惕宝宝有可能得了肺炎。

4. 这个病严重吗？

不论是哪种类型的新生儿肺炎，病情加重时都有一定的危险性。如果肺部病灶扩展，可以出现肺脓肿、肺不张等情况，严重影响宝宝的呼吸功能，甚至导致呼吸衰竭；如果病情进一步加重，还可引起败血症、脑膜炎、心力衰竭、休克，甚至死亡。因此，新生儿肺炎需要"早发现、早诊断、早治疗"，及时控制病情。大多数新生儿肺炎经过积极、有效的治疗是可以痊愈、不留后遗症的。

5. 何时需要就医？

一旦发现了宝宝有肺炎的表现，需立即就医。新生儿肺炎常规需要住院治疗。

6. 医生会做什么？一般会有哪些检查？

接诊后，医生会先确定宝宝的病情，判断是轻症肺炎还是重症肺炎，并做相关检查，确认病因，然后给予不同的治疗方案。

医生会详细询问病史，以帮助确诊，如母亲在产前有没有妊娠期感染（早期以病毒为主，晚期以细菌为主）、羊水穿刺操作、绒毛膜羊膜炎及胎膜早破等，产时有没有胎儿宫内窘迫、产程延长、羊水有臭味或胎盘糟粕等；宝宝出生后有没有呼吸道感染患者接触史、脐炎、皮肤感染以及有没有院内感染的高危因素（如出生体重不足1.5千克、长期住院、机械通气超过72小时、侵入性操作、长期静脉营养等）。

常见检查包括：

1）X线胸片　用于确定病灶并监测肺部病变。

2）血液检查　细菌感染时，中性粒细胞增加，核左移，血小板可降低，脐血IgM可升高，血CRP（C反应蛋白）多升高。

3）病原学检测　可做鼻、咽拭子或气管分泌物涂片及培养，必要时做血培养，进行病毒、细菌或肺炎支原体的分离、鉴定。出生后1小时内胃液及出生后8小时内气管分泌物涂片和培养可帮助找到宫内感染的致病菌。还可做血清特异性IgM以及病原PCR（聚合酶链反应）检测。

4）血气分析　用于判断呼吸衰竭及其类型。

7. 新生儿肺炎如何治疗？

1）监护　监测体温、呼吸、心率、血压、尿量、氧饱和度。

2）呼吸道管理　清理气道，给予雾化吸入及体位引流，定时翻身、拍背，及时吸净口、鼻分泌物，伴严重肺不张者行气管冲洗，保持呼吸道通畅。

3）对症治疗　给缺氧的宝宝面罩或头罩吸氧，重症肺炎或出现呼吸衰竭时可能会给宝宝用呼吸机进行机械通气。

4）**抗感染治疗** 有感染的，根据不同的病原体选择不同的药物进行抗感染治疗。考虑细菌感染而病原体不明时，首选第三代头孢菌素，必要时联合应用。B组溶血性链球菌感染或李斯特菌肺炎可用氨苄西林。沙眼衣原体和支原体肺炎首选阿奇霉素。巨细胞病毒性肺炎首选更昔洛韦。

5）**支持治疗** 注意保暖，保证热量和生理需要量，喂奶以少量多次为宜，避免误吸，不能进食者给予静脉补液，维持血压、血糖、血钙正常，纠正酸中毒。必要时可静脉注射免疫球蛋白，连用3～5天，以增强机体免疫力。

6）**预防和及时治疗各种并发症** 如对有心力衰竭的宝宝及时进行抗心衰治疗等。

轻症肺炎一般治疗10～14天可痊愈，重症肺炎需要治疗3～4周甚至更长的时间。

8. 新生儿肺炎的家庭养护要点有哪些？

新生儿肺炎常规需要住院治疗。对于选择门诊治疗的家庭来说，家庭护理极为重要。

① 注意定时通风，保持室内空气新鲜、流通。室温保持在18～20℃，湿度保持在60%左右，太干、太闷、太热可使宝宝咳嗽、气促加重，痰液变稠。

② 常测体温，最好每小时测一次，同时注意观察宝宝精

神、面色等的变化。

③ 宝宝发热时禁止使用退热药。如果宝宝的体温高于38℃，可以采用物理降温的方法，比如宽解衣物、降低室内温度、温水擦浴等。

④ 多给宝宝喂水，以补充因发热丢失的水分，多喝水还可以湿润咽喉、稀释痰液、保持呼吸道通畅，有助于病情的缓解。

⑤ 保持宝宝皮肤干洁，适当擦浴，勤换衣物和被单。

⑥ 得了肺炎的宝宝一般食欲不好，不爱吃奶，应注意少量多次、间歇喂食，保证补充足够的水分和热量。

⑦ 注意宝宝鼻腔是否通畅，避免因鼻腔阻塞导致呼吸不畅，有较多干痂时可用湿润棉签轻轻取出。

⑧ 注意保持宝宝口腔、眼部的清洁，加强护理，及时发现并处理口腔溃疡、结膜炎等情况。

9. 新生儿肺炎如何预防？

如何预防宝宝得肺炎呢？对于吸入性肺炎和感染性肺炎来说，预防措施有所不同。

1）吸入性肺炎的预防 产前和产时，妈妈应做好保健和检查，预防和及时处理胎儿宫内缺氧的情况；产后，奶量增加不宜过快，尤其是早产儿，抬高床头和喂养后侧卧可减少误吸入肺的危险。

2）感染性肺炎的预防 妈妈从孕期就应预防感染，做好孕期保健，注意环境卫生和个人卫生；室内定时通风，保持空气新鲜；宝宝所用的衣被、尿布等应柔软、干洁，哺乳用具要严格消毒；不要让宝宝接触有呼吸道感染的人，如果妈妈感冒了，最好暂停哺乳或哺乳时戴上厚口罩，尽量少接触宝宝；尽可能少带宝宝到人多的公共场所；宝宝如果已经有感冒症状了，应及时就医，以免延误病情。

（李晓峰）

新生儿脐炎

1. 为什么新生儿容易得脐炎？

脐带是胎儿在母体内由母亲供给胎儿营养和胎儿排泄废物的通道。胎儿出生后，医务人员会将脐带结扎、切断。断脐后，脐带残端逐渐干枯、变细、变黑，待脐带伤口所结的痂掉了，就会留下痕迹，这个痕迹就是肚脐了。

一般在宝宝出生后3~7天脐带残端脱落。脐带残端脱落前，伤口很容易感染而发生脐炎。

2. 哪些原因会让新生宝宝患上脐炎？

新生宝宝抵抗力弱，如果在断脐时或断脐后脐带残端消毒处理不严、护理不当，就很容易造成细菌感染，引起脐部发炎；尿布覆盖脐带，尿液污染可以诱发脐炎；洗澡时脐带进水，未擦干、消毒或者脐部包裹过严，也容易引发脐炎；在脐带创口未愈合前，爽身粉等异物刺激也可诱发脐部慢性炎症。

新生儿脐炎常见的病原菌有金黄色葡萄球菌、大肠杆菌、溶血性链球菌等。

3. 如何判断宝宝得了脐炎？

宝宝脐带根部发红，或者脱落后伤口不愈合，脐窝湿润、流水，这是脐炎的最早期表现。如果此时家长没有及时发现和处理，之后宝宝脐周皮肤会出现红肿，脐窝有黏性或脓性分泌物，带臭味，脐周皮肤红肿加重或形成局部脓肿。轻症者，除脐部有异常外，体温和食欲都正常，而重症宝宝可能有发热、不吃奶、精神不好、烦躁不安等表现。慢性脐炎时可形成脐部肉芽肿，为一个小樱红色肿物，常常流黏性分泌物，经久不愈。

注意：如果脐带残端脱落后脐部有少量渗液，酒精消毒后可干燥自愈者，不是脐炎。

4. 这个病严重吗？

新生儿脐炎如果未能及时处理，可能会导致菌血症、败血症，有的会引起腹膜炎，并有全身中毒症状，严重的甚至会危及生命。

5. 何时需要就医？

如果发现宝宝脐周皮肤明显红肿，脐带脱落处有黄白色脓性分泌物，或同时伴有黄疸或黄疸加重、发热、食欲不振等表现，应及时带宝宝到医院就诊。

6. 医生会做什么？一般会有哪些检查？

医生会根据宝宝的临床表现及相应的检查结果确诊新生儿脐炎并判断其轻重程度，然后给予相应的治疗。

常见检查包括：

1）**血液检查**　细菌感染时，白细胞、中性粒细胞增加，血CRP（C反应蛋白）多升高。

2）**脓汁涂片及细菌培养**　脓汁涂片可见细菌及中性粒细胞增多，脓汁细菌培养的阳性率很高。

7. 新生儿脐炎如何治疗？

① 保持局部干燥，勤换尿布，防止尿液污染。

② 轻症者仅需要局部换药。用3%的过氧化氢液清洗脐部，再涂以75%的酒精，每天3次。

③ 病情严重的宝宝，特别是脐部化脓、存在蜂窝组织炎或出现全身症状的宝宝可用抗生素治疗，一般首选青霉素。已经形成脓肿的，应及时切开引流。已经形成慢性肉芽肿的，可用10%的硝酸银或硝酸银棒局部烧灼，然后敷以油膏，每天更换敷料，直到愈合为止；肉芽较大不易烧灼的，应手术切除。

8. 新生儿脐炎的家庭养护要点有哪些？

① 保持宝宝脐部清洁卫生、干燥，不要在宝宝的脐部撒没有消毒过的粉剂，如爽身粉。

② 宝宝的衣物、被单要柔软、干净，护理宝宝的时候动作要轻柔，避免擦伤。

③ 合理喂养，保证水分和热量的供给。

9. 新生儿脐炎如何预防？

① 普及新法接生，断脐时严格执行无菌操作。

② 做好断脐后的护理，保持局部清洁卫生。要先洗净手，然后用75％的酒精彻底清洗脐带残端。

③ 每天进行脐部处理。宝宝洗澡后，一定要用75％的酒精擦洗、消毒脐部。消毒时，让宝宝脐带根部露出来，然后用75％的酒精浸润的消毒棉棒，按脐带根部、脐带、周围皮肤的顺序擦拭。

④ 与脐带残端接触的衣物、尿布等都必须保持洁净、干燥，发现潮湿要及时更换。要特别注意避免大小便污染。

⑤ 不可用不洁物品覆盖脐部，推荐使用新生儿护脐包至脐带完好地脱落。

（李晓峰）

新生儿败血症

1. 什么是新生儿败血症？

新生儿败血症是新生儿时期一种严重的感染性疾病，是病原体侵入新生儿血液并在血液中生长、繁殖、产生毒素而造成的全身性炎症反应。新生儿败血症往往缺乏典型的临床表现，但进展迅速，病情险恶。

2. 为什么新生儿容易得败血症？

新生儿的免疫系统还没有成熟，特异性和非特异性免疫功能都比较差，比如皮肤、黏膜的屏障功能差，各种免疫物质的含量和活性都比较低，因此特别容易发生感染，并且感染后很难局限而易致全身广泛炎性反应，病情进展较快。

3. 哪些原因会导致新生儿患上败血症？

新生儿败血症最常见的感染部位是脐部，其次是皮肤和黏膜，另外，病原体也可以通过呼吸道、消化道、泌尿道等途径进入血液循环而引起败血症。各种围产期感染都是新生儿败血症的高危因素。

新生儿败血症的常见病原体是细菌，也可以是霉菌、病毒或原虫等。

4. 如何判断宝宝得了败血症？

新生儿败血症的早期临床表现往往不典型，早产儿尤其如此。如果宝宝存在以下表现，应高度怀疑败血症的可能：

① 吃奶量减少或者拒乳、溢乳，嗜睡或烦躁不安，哭声低，发热。有的宝宝也可表现为体温正常、反应低下、面色苍白或灰暗、精神萎靡等。

② 黄疸。有时黄疸可以是败血症的唯一表现，表现为生理性黄疸消退延迟、黄疸迅速加深或黄疸退而复现，并无法用其他原因解释。

③ 病情严重时，可表现为皮肤、黏膜瘀点、瘀斑，针眼处流血不止，呕血、便血，呼吸暂停，腹胀，面色苍灰，皮肤花纹，血压下降，少尿或无尿。

5. 这个病严重吗？

现代医学虽然发展迅速，但新生儿败血症的发病率和病死率仍然居高不下，目前，新生儿败血症的发病率为1‰～10‰，病死率为13‰～50‰。因该病早期表现不典型，所以早期诊断比较困难，极易误诊，如果处理不及时，可合并败血症休克、脑膜炎、坏死性小肠结肠炎、化脓性关节炎、骨髓炎、多器官功能衰竭等。

6. 何时需要就医？

因为新生儿败血症的临床表现极不典型，所以，家长一旦发现宝宝有不舒服，怀疑有败血症的可能，就应及时带宝宝到医院就诊。

7. 医生会做什么？

医生首先会根据病史中的高危因素（如母亲产前和产时有发热、血白细胞增高或产期胎膜早破等）、宝宝的表现以及相应的检查结果考虑本病的诊断，然后收入院进行系统诊治。

8. 一般会有哪些检查？

1）**血常规** 白细胞总数升高或降低，中性粒细胞中杆状核细胞比例增加，血小板计数增加。

2）**细菌培养** 包括血培养、脑脊液培养、尿培养以及其他分泌物培养。但是要注意，因为新生儿抵抗力低下以及培养技术等原因，即使培养结果阴性也不能除外败血症。

3）**C反应蛋白和降钙素原等炎性指标的测定** 细菌感染

后，C反应蛋白和降钙素原上升。当感染被控制后，炎性指标短期内即可下降。因此，测定炎性指标还有助于观察疗效和判断预后。

注：败血症的确诊有赖于病原菌或病原菌抗原的检出。

9. 新生儿败血症如何治疗？

医生会根据具体情况积极处理原发病灶，进行抗感染和对症支持治疗，积极防治并发症。

1）**抗生素治疗** 医生会依据细菌培养结果和药物敏感试验结果，早期、合理、足量、联合、足疗程地使用抗生素。

2）**清除感染灶** 发现有明确的感染灶时，比如脐炎、皮肤脓疱疹等，予以积极处理。

3）**处理严重并发症** 监测宝宝的生命体征，及时纠正可能出现的低氧血症、水电解质酸碱失衡、休克、脑水肿等并发症。

4）**支持疗法** 注意保暖，供给足够的热量和液体。

5）**免疫疗法** 对于病情严重的宝宝，医生会建议使用静脉注射免疫球蛋白或全血、血浆等。

10. 新生儿败血症的家庭养护要点有哪些？

因为得了败血症的宝宝常规需要住院治疗，所以家长需要注意的就是保护、隔离，拒绝亲友的探视，日常用品保持清洁卫生，尽量避免交叉感染。

11. 新生儿败血症如何预防？

① 避免围产期感染。妈妈应定期做围产期的检查和保健，积极预防宫内感染的发生。

② 宝宝的日常用品要做到专人专放，要注意与大人的分开。

③ 注意饮食卫生，奶瓶按时消毒；做好皮肤护理，避免脐部和皮肤、黏膜等部位的感染和损伤。

④ 避免接触有各种感染性疾病的患者，严格隔离。

（李晓峰）

新生儿贫血

1. 什么是新生儿贫血？

新生儿贫血是指新生儿血液中红细胞（RBC）数量减少或血红蛋白（Hb）减低。出生后2周静脉血血红蛋白（Hb）低于130克/升（13克/分升）或指端血血红蛋白（Hb）低于145克/升（14.5克/分升）就可诊断为新生儿贫血。

2. 哪些原因会导致新生宝宝患上贫血？

新生儿贫血有生理性贫血和病理性贫血之分。

生理性贫血是指足月儿血红蛋白（Hb）在出生后6～12周降至95～110克/升；早产儿出生体重在1.2～2.5千克者血红蛋白（Hb）在出生后5～10周降至80～100克/升，出生体重不足1.2千克者血红蛋白（Hb）在出生后4～8周降至65～90克/升。

生理性贫血的原因主要与新生儿的红细胞寿命较短、随着生长发育和体重增加血液被稀释以及出生后血氧饱和度改变有关。因此，生理性血红蛋白浓度下降并不是真正意义上的贫血，只是血氧容量超过组织需要的一种生理反应，不需要补铁等治疗。

病理性贫血可由红细胞丢失（失血）、红细胞破坏增加

（溶血）或红细胞生成减少导致。失血可发生在产前（胎—胎盘输血、胎—胎输血、胎—母输血）、产时（脐带破裂、前置胎盘）和产后（颅内出血、内脏破裂）。溶血最常见的原因是母子血型不合（ABO溶血病、Rh溶血病），也可由母亲自身免疫性疾病、药物、宫内感染和新生儿红细胞膜或酶缺陷所致。红细胞生成低下在新生儿期极为罕见，主要原因有红细胞再生障碍、先天性白血病、营养性缺陷、风疹和梅毒感染等。

3. 如何判断宝宝得了贫血？

新生儿贫血可分为急性贫血和慢性贫血。急性贫血通常由失血引起，宝宝常有皮肤黏膜苍白、呼吸增快、心率增快和低血压等表现，一般不会有青紫。慢性贫血也有苍白表现，但因机体长期代偿的原因而无明显的临床窘迫症状，肝、脾可肿大。因此，对于面色和口唇苍白的宝宝，家长都应想到贫血的可能。

4. 这个病严重吗？

急性贫血特别是急性失血、溶血可伴有周围循环衰竭、高胆红素血症，严重者可导致休克；而重度的慢性贫血可致贫血性心脏病，甚至充血性心力衰竭。两种情况均可危及生命，或产生不良的后遗症。

5. 何时需要就医？

产前和产时失血导致的贫血，在产科就会被发现，宝宝会被立即转入新生儿科治疗。在家中，家长一旦怀疑宝宝有贫血的可能，也应及时带宝宝到医院就诊。

6. 医生会做什么？一般会有哪些检查？

接诊后，医生会先确认患儿贫血的程度，并立即寻找贫血的原因，包括询问有没有家族性贫血、母亲妊娠期间有没有异常、出生史以及出生后喂养史和做相应的检查，以帮助明确诊断和指导治疗。

常见的检查内容包括胎盘检查、血常规（主要看红细胞数量、血红蛋白浓度、红细胞压积等指标）、血涂片（观察红细胞形态，计数网织红细胞数量）、母亲血涂片（计算胎儿红细胞与母亲红细胞比值，以除外胎－母输血）、直接Coombs试验、特异性IgM抗体测定（包括风疹病毒、巨细胞病毒、弓形体、细小病毒B_{19}等）、凝血功能检查、红细胞酶测定、血红蛋白电泳、微量元素检测、影像学检查（用于寻找出血的部位）等。骨髓穿刺检查在必要时进行。

7. 新生儿贫血如何治疗？

① 祛除病因。这是治疗贫血的关键。病因未明的，应积极寻找病因。

② 如果宝宝已经出现循环衰竭等休克表现，立即给予快速输注生理盐水或白蛋白，以迅速扩充血容量，纠正休克。

③ 对于因血型不合溶血病导致的重度贫血，需通过早期换血治疗来纠正。

④ 非紧急情况下，可以通过成分输血（输注浓缩红细胞）来纠正贫血。输血指征：a.在72小时内累计出血量＞血容量的10％；b. 急性贫血患儿血红蛋白（Hb）＜130克/升（HCT＜0.4）；c. 慢性贫血患儿血红蛋白（Hb）＜80～100克/升（HCT＜0.25～0.30）和临床有提示贫血的体征（气促、心动过速、反复呼吸暂停、需吸低流量氧、喂养困难、体重不增等）。

⑤ 重组人类促红细胞生成素可提高早产儿血红蛋白水平，减少输血次数，但不能根除早产儿对输血的需要。可皮下注射，剂量一般为每次200～250单位/千克体重，每周3次。

⑥ 对于大量失血的宝宝，不论是急性失血还是慢性失血，均需补充铁剂，以补充储存铁量。剂量一般为元素铁每天2～3毫克/千克体重，至少补充3个月（有时为了保证宝宝的正常生长发育，甚至会持续使用1年）。

⑦ 当急性贫血的宝宝合并心力衰竭时，可在输血前静脉

推注利尿剂（速尿，1毫克/千克体重）；当慢性贫血的宝宝有心力衰竭时，可给予部分换血疗法。

8. 新生儿贫血的家庭养护要点有哪些？

① 贫血的宝宝抵抗力低，容易感染疾病，导致消化不良、腹泻、肺炎等，因此，应尽量少带宝宝到人多的地方去，并注意不要与患病者接触，以避免交叉感染；另外，居室环境要安静，空气要流通。

② 提倡母乳喂养，因为母乳的含铁量比牛奶高，而且容易吸收。注意及时添加辅食，防止消化不良，通过合理喂养纠正贫血。

③ 在医生的指导下服用铁剂，最好在两餐之间服用，这样可以减轻铁剂对胃黏膜的刺激，而且有利于吸收。铁剂应避免与牛奶、钙片等同时服用，也不要用茶水喂服，以免影响铁的吸收。铁剂应遵医嘱服用，以免用量过大导致中毒。

④ 严重贫血的宝宝哭闹后会出现心率加快、呼吸急促等情况，应尽量让患儿保持安静。

⑤ 定期复查血常规。

9. 新生儿贫血如何预防？

预防新生儿贫血的发生，主要是针对各种可能导致贫血的原因进行早期干预，比如对于产前出血量大但未成熟的胎儿可行宫内输血、已成熟者应终止妊娠、避免产时和产后出血的发生、预防各种感染等。

（李晓峰）

新生儿缺氧缺血性脑病

1. 什么是新生儿缺氧缺血性脑病？

新生儿缺氧缺血性脑病是指在围产期窒息而导致脑的缺氧缺血性损害。

2. 为什么新生儿容易得缺氧缺血性脑病？

窒息、缺氧是引起新生儿缺氧缺血性脑病的最主要原因。胎儿和新生儿在严重缺氧后，会很快出现全身代偿性血流重新分布，缺氧持续而严重时脑部供血也将不能保证；新生儿的脑血管自主调节功能尚未发育完善，缺氧后脑血管的舒缩功能减弱或消失，脑血流会出现低灌注或过度灌注，进而出现脑缺血或脑出血；新生儿脑内的糖原储备极少，而脑的耗氧量可达全身耗氧量的一半左右，缺氧、缺血后脑细胞的能量代谢最先受到影响，脑细胞的有氧代谢减弱、无氧代谢增加，能量衰竭使脑细胞不能维持正常的生理功能，同时，缺氧、缺血继发的自由基损伤、脑细胞凋亡等会进一步加重脑损伤。最终，患儿会出现脑水肿、脑神经元坏死、脑出血、脑梗死等病理改变。

3. 哪些原因会导致新生儿患上缺氧缺血性脑病？

缺氧缺血性脑损伤可发生在围产期的各个阶段，凡是能引起新生儿窒息的各种因素均可导致缺氧缺血性脑病，比如：母亲在怀孕期间患有妊娠期高血压、糖尿病、贫血、心肺疾患等全身性疾病；胎盘和脐带异常影响了胎盘的血液供应以及胎儿和母亲之间的气体交换；胎儿本身有宫内感染、胎粪吸入、先天畸形等问题；分娩过程中有难产和麻醉药、镇静药使用不当等因素。另外，宝宝出生后因严重的心肺疾病而导致的低氧血症也会引发缺氧缺血性脑病。

4. 如何判断宝宝得了缺氧缺血性脑病？

缺氧缺血性脑病患儿具有明显的围产期窒息史，多在出生后12小时或24小时内出现异常神经症状，如意识障碍、肌张力改变及原始反射异常：轻度者表现为兴奋，易激惹，肢体及下颌颤动，拥抱反射活跃，肌张力正常，脑电图基本正常；中度者表现为嗜睡，反应迟钝，肌张力降低，前囟张力稍高，拥抱及吸吮反射减弱，脑电图轻度异常，CT检查可见脑组织密度降低；重度者表现为意识不清，肌肉松软，肢体自发动作消失，瞳孔不等大，对光反射差，呼吸不规则或暂停，脑电图及影像学检查可见明显异常。

5. 这个病严重吗？

缺氧缺血性脑病可造成不同程度的永久性脑功能障碍，如脑瘫、脑积水、智能低下、癫痫等。缺氧缺血性脑病是目前我国新生儿致残和死亡的主要原因之一。

6. 医生会做什么？一般会有哪些检查？

医生会首先询问母亲的围产期健康史，宝宝有没有窒息史，有没有严重的心动过缓或心搏骤停史，了解家长对该病预后的认知程度，然后评估宝宝的意识状态、肌张力、各种反射情况以及有没有呼吸暂停，并做相应的检查以帮助诊断。最后，医生会根据诊查结果制订相应的治疗方案。

常见检查包括：

1）颅脑超声　有特异性诊断价值。

2）头颅CT　多有脑萎缩表现。

3）脑干听觉诱发电位（BAEP）　需动态观察V波振幅及V/I振幅比值，如果持续偏低提示存在神经系统损害。

4）血清磷酸肌酸激酶脑型同功酶　常增高。此酶是判断脑组织损伤程度的特异性酶。

5）脑脊液检查　压力会增高。

7. **新生儿缺氧缺血性脑病如何治疗？**

新生儿缺氧缺血性脑病的治疗目的在于尽可能改善已经受损的神经元的代谢功能，维持体内环境的稳定。

1）**一般治疗** 包括：纠正低氧血症和高碳酸血症，必要时使用人工呼吸器；纠正低血压；供给足够的葡萄糖以满足脑组织能量代谢的需要；纠正代谢性酸中毒；血钙低于1.9毫摩尔/升时可静脉给予葡萄糖酸钙；适当限制液体入量。

2）**控制惊厥** 首选苯巴比妥钠。

3）**控制颅压增高** 常选用地塞米松，如果颅压仍高，改用甘露醇。

4）**应用中枢神经系统兴奋药等** 可用细胞色素C、三磷酸腺苷、辅酶A等每日静脉滴注，直至症状明显好转；也可使用胞二磷胆碱稀释后静点；脑活素用生理盐水稀释后静点，也能改善脑组织代谢。

治疗必须持续到症状完全消失。中度缺氧缺血性脑病应治疗10～14天，重度缺氧缺血性脑病应治疗14～21天或更长。治疗开始得越早越好，一般应在出生后24小时内就开始治疗。

8. 新生儿缺氧缺血性脑病的家庭养护要点有哪些？

① 出院回家后注意保暖，保持空气流通，预防感染。

② 注意喂奶的速度和姿势，避免因呕吐导致再次窒息。

③ 此病常见神经系统后遗症，新生儿期以后的治疗与随访从2～3个月开始，必要时持续至6个月。注意观察宝宝的眼神、四肢动作的协调性和肌张力，如果有神经系统受损的表现，应积极配合医生进行脑瘫康复治疗，早期给予动作训练和感知刺激等干预措施，以促进脑功能恢复。

9. 新生儿缺氧缺血性脑病如何预防？

① 孕妇应定期做产前检查，学会自测胎动，以便早期发现宫内缺氧。如果发现胎动次数增加或减少，应及早就诊。

② 临产时，产妇情绪要稳定。过度换气后的呼吸暂停可使胎儿的氧分压降至危险水平。

③ 合理喂养。喂奶速度要慢，喂奶后要让宝宝上半身稍抬高，以防呕吐引发窒息。

（李晓峰）

营养性疾病

蛋白质－能量营养不良

1. 什么叫蛋白质－能量营养不良？

蛋白质－能量营养不良是各种原因导致的能量和/或蛋白质缺乏的一种儿科常见营养障碍性疾病，患儿常伴有各种器官功能紊乱和其他营养素缺乏，主要见于3岁以下婴幼儿。

2. 营养不良分哪几类？

营养不良临床上主要表现为三种类型：一种以能量不足为主，表现为体重不增、消瘦、体脂减少等，称为消瘦型营养不良；一种以蛋白质不足为主，表现为营养不良性水肿，称为水肿型营养不良，又称恶性营养不良，典型代表是2003年安徽阜阳不良奶粉事件中的"大头娃娃"；还有一种，也是更多的一种，就是两者兼有的消瘦－水肿型营养不良，又称混合型营养不良。

3. 哪些原因会造成蛋白质－能量营养不良？

1）长期摄入不足　挑食、偏食等不良饮食习惯以及精神压力过大、神经性厌食等精神因素都会影响宝宝对食物的摄入。目前在我国，导致蛋白质－能量营养不良的原因主要是喂养不当。这与家长的营养知识不足密切相关，比如一个对牛奶蛋白过敏的婴儿，如果家长武断地中止了牛奶的供给，仅给孩子喂米粉，而不是选择蛋白水解奶粉或氨基酸奶粉，势必造成孩子的能量和蛋白质摄入不足。

2）消化吸收不良　慢性/迁延性腹泻、顽固而长期的呕吐以及先天性唇裂、腭裂、幽门梗阻等消化道畸形都可导致食物消化吸收障碍。

3）消耗增加　长期发热、各种急慢性感染和慢性疾病可使能量代谢增加；慢性消耗性疾病，比如甲状腺功能亢进、肿瘤、结核、糖尿病、肾病综合征等都会增加体内各种营养物质的消耗，如果补充不足，也会导致蛋白质－能量营养不良。

4）需要量增多　主要见于疾病的恢复期以及早产儿、小于胎龄儿的追赶性生长期等能量需求增多的时期。如果此时不能给予适当、充分的营养，也会导致宝宝出现营养不良。

4. 如何判断宝宝得了蛋白质－能量营养不良？

如果宝宝得了蛋白质－能量营养不良，最先体现出来的就是体重不增，也就是一段时间内宝宝的体重没有出现稳步的增长。此时，如果没有及时发现和纠正，宝宝会随之出现体重下降、消瘦、皮下脂肪变薄，严重时呈"老人貌"。如果营养不良长期得不到治疗，宝宝的身高也会逐渐低于正常同龄儿，并出现烦躁、表情淡漠、反应迟钝、贫血、反复呼吸道感染等表现。需要注意的是，家长们判断孩子营养不良的一个重要指标是皮下脂肪的厚度。营养不良时，皮下脂肪减少的顺序是腹部→躯干→臀部→四肢→面颊，光看面部的胖瘦有时会掩盖病情，应注意观察腹部、上臂和肩胛骨下角的情况。

5. 这个病严重吗？

营养不良常常合并多种并发症，如营养性贫血、多种微量元素缺乏、感染、低血糖、电解质紊乱等，其中最严重的是自发性低血糖，自发性低血糖可突然发生，若不及时诊治，可因呼吸麻痹而致死。需要提醒家长们注意的是，营养不良可以导致儿童广泛性生长发育障碍，其对大脑的损伤是不可逆的，对于脑容量的维持、脑细胞的生长、神经髓鞘化的形成等方面都有影响，对患儿的空间抽象思维能力、认知觉、智力、记忆力等都会带来永久性损害。

6. 何时需要就医？

如果家长发现近期宝宝的体重不增加，或者明显低于同年龄、同性别的正常儿童，而且表情淡漠，反应迟钝或易激惹，应该提高警惕，及时带孩子就医。

7. 医生会做什么？一般会有哪些检查？

医生会详细询问病史（包括宝宝的出生情况、喂养情况、既往体质以及慢性疾病史等），进行体格检查（包括身高、体重、皮下脂肪厚度等），并进行系统的检查和治疗。

常见检查项目包括：

1）**血清蛋白** 血清白蛋白浓度降低是营养不良最具特征性的改变；前白蛋白、转铁蛋白、维生素A结合蛋白、转甲状腺素、甲状腺素结合前白蛋白、胰岛素样生长因子Ⅰ（IGF-1）水平降低是蛋白质－能量营养不良早期诊断的灵敏指标。

2）**血清氨基酸** 蛋白质－能量营养不良的患儿血清必需氨基酸、牛磺酸、支链氨基酸含量均降低。

3）**血清酶** 蛋白质－能量营养不良的患儿血清淀粉酶、脂肪酶、转氨酶、胰酶、胆碱酯酶等酶的活性下降。

4）**其他** 蛋白质－能量营养不良的患儿血脂、血糖、微量元素、电解质水平均有不同程度的下降。

8. 蛋白质－能量营养不良如何治疗？

营养不良是需要早期发现、早期治疗的。一般轻、中症者进行饮食调整、促进消化吸收就可以了；重症营养不良的宝宝需要住院治疗，进行静脉补液和饮食调整。

具体方法如下：

1）祛除病因

2）调整饮食和补充营养物质　按照实际体重计算热量，根据每个患儿的实际消化能力和病情逐步增加热量，轻症从250～330千焦/千克体重开始，中、重症从165～239千焦/千克体重开始；蛋白摄入量从每天1.5～2.0克/千克体重开始，逐步增加至每天3.0～4.5克/千克体重。待体重接近正常后，再恢复到正常生理需要量。

3）药物治疗　可给予胰酶、胃蛋白酶、B族维生素等促进消化；苯丙酸诺龙等蛋白同化类固醇药物可以促进蛋白合成，增加食欲；也可适当选用正规胰岛素、锌剂、中药等改善食欲。

4）治疗并发症　及时处理各种危重情况，如自发性低血糖、各种感染、水电解质紊乱、严重贫血等。

9. 蛋白质－能量营养不良的家庭养护要点有哪些？

良好的护理对于营养不良的治疗至关重要，可以减少继发感染的机会，促进疾病的康复。

① 餐具要注意消毒，做好口腔护理和食物保洁工作，避免感染性腹泻的发生。

② 调整饮食，根据孩子的具体情况确定适合的食物的质

和量，同时纠正孩子的不良饮食习惯。

③ 保证宝宝良好的睡眠和作息规律，注意保暖，适当进行户外活动，预防呼吸道感染。

④ 由于患儿的皮下脂肪较薄，所以要注意做好皮肤护理，经常给患儿翻身，避免压伤、褥疮、感染等。

10. 蛋白质－能量营养不良如何预防？

营养不良的预后取决于发病年龄、持续时间和病情的严重程度，一般发病年龄越小，远期预后越差，因此，广大家长要认真做好营养不良的预防工作。

① 合理喂养。提倡母乳喂养，从孕期就应做好准备，对于早产儿和低出生体重儿来说，母乳喂养更为重要。如果母乳不够或者没有母乳，要及时采用混合喂养和人工喂养的方式。还要及时按序添加辅食，尤其要注意优质蛋白质的补充。固体食物期要注意均衡膳食。

② 疾病防治。及时矫治各种先天性畸形，如先天性心脏病、唇裂、腭裂、幽门狭窄等。

③ 合理安排生活，保证宝宝睡眠充足，纠正其不良卫生习惯，让其养成不挑食、不偏食、少吃零食的良好饮食习惯。

④ 加强锻炼，提高身体素质，做好免疫接种，预防各种感染。

（李晓峰）

肥胖症

1. 什么是儿童肥胖症？

儿童肥胖症是由于儿童长期能量摄入过多，超过了机体的消耗量，使体内脂肪过度积聚、体重超过参考值范围的一种营养障碍性疾病。体重超过按身高计算的平均标准体重20%，或者超过按年龄计算的平均标准体重加上两个标准差时，即为肥胖症。儿童肥胖症的好发年龄段为婴儿期、5～6岁和青春期。

肥胖症是21世纪严重的健康问题和社会问题，是目前公认的严重危害小儿健康的问题之一，是当今发达国家和经济发达地区的一种重要疾病。在我国，儿童肥胖症的发病率呈逐年上升趋势。调查结果显示，上海儿童的肥胖检出率达20%，同时儿童肥胖呈低龄化倾向；广州儿童的超重率达38%，其中患肥胖症的在10%以上。

2. 儿童肥胖症有哪些类型？

95%以上的肥胖患儿属于单纯性肥胖；只有3%～5%的儿童肥胖症是继发于明显的神经疾病、内分泌代谢性疾病以及遗传性疾病的，这种肥胖我们称之为继发性肥胖。下面我们要重点介绍的是儿童单纯性肥胖。

3. 哪些原因会使宝宝患上肥胖症？

1）能量摄入过多　婴幼儿期喂得过多，儿童期吃过多高脂肪、高热量的"垃圾食品"，妈妈在妊娠后期过度营养等，都是宝宝出生后肥胖的诱因。摄入的热量超过消耗量，多余的脂肪以甘油三酯的形式储存于体内，便会导致肥胖。

2）活动量过少　生活方式改变、学习压力大、电子产品盛行等，使得儿童"宅"在家中，"静态活动"过多，运动减少，所以容易导致肥胖。而肥胖一旦形成，由于行动不便，所以孩子更不愿意外出活动，以致体重日增，形成恶性循环。

3）遗传因素　肥胖有高度遗传性，父母都胖的，孩子的肥胖率可达70%～80%；双亲之一肥胖的，孩子的肥胖率为40%～50%；而双亲体形正常的，孩子的肥胖发生率仅为10%～14%。目前，已确认的肥胖基因有OB基因、LEPR基因、FTO基因、PC1基因、POMC基因和MC4R基因等。

4）心理因素　心理因素在肥胖症的发生、发展中起着重要作用。心理创伤或父母离异、丧父或者丧母、被虐待、受溺爱等，可诱发胆小、恐惧、孤独，而造成不合群、不活动，或者以进食为自娱，从而导致肥胖。

5）肠道微生态　关于肥胖症的发生机制，目前有一些新的学说，包括"滥用抗生素可导致儿童肥胖""剖宫产儿比自然分娩儿容易发生肥胖""肥胖可传染"等，这些学说均与肠道微生态紊乱有关。

4. 如何判断宝宝得了肥胖症？

肥胖儿童往往食欲旺盛，喜爱甜食、油脂类食物，易疲劳，活动后气促，外表肥胖、高大，体重明显超过同龄儿，体脂丰满而分布均匀，严重肥胖时躯干和下肢皮肤可见紫纹或白纹，甚至出现扁平足和膝外翻、下肢静脉曲张等表现，男童阴茎隐藏在脂肪组织中而致"小阴茎"。

5. 这个病严重吗？

肥胖容易引起高血压、糖尿病、冠心病、痛风、肥胖－换气不良综合征、睡眠呼吸暂停等疾病。另外，肥胖儿童的生长激素和性激素分泌异常，可能会导致身材矮小和性早熟等问题。值得一提的是，肥胖不但影响宝宝在儿童期的健康和心理，而且可延续至成人，10%～20%的肥胖婴儿将成为肥胖儿童，40%的肥胖儿童将成为肥胖青少年，75%～80%的肥胖青少年将成为肥胖成人。因此，大家要转变观念，不要再认为"孩子长得像年画娃娃一样又白又胖是福"。

6. 何时需要就医？

当宝宝的体重超过同年龄、同性别儿童，并出现前文所述临床表现时，即应到医院就医。

7. 医生会做什么？

　　医生会根据病史、体格检查以及其他检查的结果做出诊断，判断宝宝的肥胖是单纯性的还是继发性的，并进行分度。

　　肥胖的诊断可依据如下两个指标：一是体质指数（BMI）。体质指数＝体重（千克）÷身高的平方（米^2）。当BMI大于同年龄、同性别人群的第95百分位数时可诊断为肥胖，如果BMI在同年龄、同性别人群的第85～95百分位数可诊断为超重。需要注意的是，体质指数的应用有其局限性，如果能结合腰围、腰臀比进行诊断，结果会更准确。二是体重。体重在同身高、同性别人群的第85～97百分位数为超重，超过同身高、同性别人群的第97百分位数为肥胖。

8. 一般会有哪些检查？

　　1）**血脂检查**　肥胖患儿的血清甘油三酯、胆固醇均升高，严重时β-脂蛋白也升高。

　　2）**激素检查**　肥胖患儿的生长激素水平降低，生长激素刺激实验的峰值比正常孩子低，并且有高胰岛素血症。

　　3）**肝脏B超**　常见脂肪肝。

9. 儿童肥胖症如何治疗？

儿童肥胖症的治疗原则是减少产能性食物的摄入，增加机体对热能的消耗，以达到体内脂肪不断减少、体重逐渐下降的目标。

儿童肥胖症的治疗方法：

1）饮食疗法 给予低脂肪、低碳水化合物、高蛋白食谱（可参考《中国婴幼儿及学龄前儿童膳食指南》和《中国儿童青少年膳食指南》）。建议选用体积大的食物，多吃蔬菜、水果，保证维生素和矿物质的供给，同时培养良好的饮食习惯。

2）运动疗法 肥胖儿童应多运动，应从小运动量开始，而后逐步增加运动量和运动时间，但运动不宜过度，以运动后感觉轻松、愉快为原则。建议选择慢跑、爬楼梯、跳绳、打球、游泳等有氧运动，做到身体能耐受即可，不提倡做无氧运动。

3）心理治疗 避免歧视，给予鼓励，解除精神负担。

4）中医疗法 中药、耳针以及体针治疗有一定的效果。

继发性肥胖需明确病因后进行针对性治疗。

家长们还要注意儿童肥胖治疗中的"四禁"：禁止饥饿/半饥饿或变相饥饿疗法；禁止短期（3个月内）快速减肥或减重；禁止服用减肥药品、减肥食品或饮料；禁止使用手术或物理疗法。

10. 儿童肥胖症的家庭养护要点有哪些？

首先，家长要给予足够的重视，并身体力行，纠正孩子的不良饮食、生活习惯。其次，加强饮食管理。孩子的三餐食物搭配要合理，少吃脂肪类食物，多吃富含粗纤维的食物，少吃零食，用餐速度应减慢。再次，适当增加体育锻炼，减少看电视、玩电子游戏的时间，鼓励孩子参与家务劳动，建议步行上下学。最后，规范治疗，定时监测，定期复诊。

11. 儿童肥胖症如何预防？

① 改善饮食结构和喂养方法。妊娠后期要避免摄入过多高脂食物；婴幼儿期要重视母乳喂养，正确添加辅食；学龄前期要让孩子养成良好的饮食习惯，不偏食糖类和高脂、高热量食物；青春早期及青春期要加强营养教育，让孩子学会如何正确选择食物。

② 让孩子养成定期参加体育运动和劳动的习惯。

③ 定期监测体重。对已经肥胖和潜在肥胖的儿童要进行包括饮食调整、运动处方、行为改善、追踪监测和临床治疗在内的综合性干预措施。

（李晓峰）

维生素 D 缺乏性佝偻病

1. 什么是维生素 D 缺乏性佝偻病？

维生素D缺乏性佝偻病是以维生素D缺乏导致钙、磷代谢紊乱和临床以骨骼的钙化障碍为主要特征的一种慢性营养缺乏病。维生素D缺乏性佝偻病发病缓慢，会影响孩子的生长发育。本病多发生于3个月～2岁的小儿。目前，佝偻病仍是我国重点防治的儿科多发病之一，但近年来重症病例不多。

2. 佝偻病不是缺钙引起的吗，和维生素 D 有什么关系？

婴幼儿佝偻病主要是由于维生素D缺乏导致钙、磷代谢紊乱，继而引起"缺钙"所致。

维生素D是维持高等动物生命活动所必需的营养素，它是钙代谢最重要的生物调节因子。维生素D缺乏时，肠道对钙、磷的吸收减少，使血钙、血磷下降。血钙下降会促使甲状旁腺素分泌增加，后者有促进破骨细胞溶解骨盐的作用，使旧骨脱钙，骨钙进入血中以维持血钙接近正常。但甲状旁腺素会抑制肾小管对磷的再吸收，以致尿磷增加，血磷降低，血液中钙、磷乘积降低（＜40），使骨骼的成骨过程受阻，成骨细胞代偿性增生，造成骨骺端及骨膜下骨样组织堆积，引起佝偻病及骨软化病。如果甲状旁腺反应迟钝，骨钙不能很快游离到血中，则血钙下降。如果血总钙下降到1.75～1.87毫摩尔/升（7～7.5毫克/分升），血游离钙低于0.88～1.0毫摩尔/升（3.5～4.0毫克/分升），就会出现手足搐搦、低钙惊厥。

3. 哪些原因会使宝宝患上维生素 D 缺乏性佝偻病？

1）日照不足　如果有充足的紫外线照射，人的皮肤能产生足够的维生素D。产生维生素D的量与紫外线的强度、照射时间和皮肤暴露的面积成正比。冬、春季节，户外寒冷，人们缺少户外活动，以及多雾、空气污染、高楼遮挡，都可使紫外线照射不足。本病冬、春季节多见，北方冬季较长，所以发病率明显高于南方。

2）维生素D摄入不足　动物性食品是天然维生素D的主要来源。海水鱼（如鲱鱼、沙丁鱼）、动物肝脏、鱼肝油等都是维生素D_2的良好来源。从鸡蛋、牛肉、黄油和植物油中也可以获得少量的维生素D_2。植物性食物含维生素D较少。本病多见于在2岁前未进食维生素D强化奶制品的婴幼儿和长期母乳喂养又没有及时补充鱼肝油的孩子。

3）生长过快　小儿由于生长速度快，所以易出现维生素D相对缺乏。尤其是早产儿、双胞胎和低出生体重儿，他们出生时体内维生素D、钙、磷储存少，出生后生长快，对维生素D和钙的需要量多，所以容易患佝偻病。2岁后，由于生长速度减慢且户外活动增多，所以佝偻病的发病率逐渐减少。

4）**疾病影响**　肝、肾疾病和胃肠道疾病会影响维生素D羟化为活性的25-（OH）D和1,25-（OH）$_2$D，进而影响维生素D、钙、磷的吸收和利用。婴儿肝炎综合征、先天性胆道狭窄或闭锁、脂肪泻、胰腺炎、慢性腹泻等疾病均可影响维生素D、钙、磷的吸收而使儿童患上佝偻病。

5）**药物影响**　长期使用苯妥英钠、苯巴比妥钠等药物，可诱导肝微粒体酶改变，使维生素D 25-羟化酶的活性下降，并促进胆汁分泌，加速维生素D的分解和代谢，从而降低血清中维生素D和25-（OH）D的浓度而引起佝偻病。糖皮质激素能拮抗维生素D对钙的转运而致佝偻病。

4. 如何判断宝宝得了维生素D缺乏性佝偻病？

维生素D缺乏性佝偻病的临床表现主要为骨骼的改变、肌肉松弛以及非特异性的精神神经症状。重症佝偻病可影响消化系统、呼吸系统、循环系统和免疫系统，同时对孩子的智力发育也有影响。

在临床上，维生素D缺乏性佝偻病分为初期、激期、恢复期和后遗症期，其中激期又称活动期。初期，宝宝可有多汗、夜惊、枕后脱发圈（枕秃）的表现，但这些都不是佝偻病的特异性表现，也就是说有了这些症状，可以考虑佝偻病的可能，但不能确定，还需要结合体征和其他检查结果才能诊断。到了活动期，就要影响孩子的骨骼发育了，会出现前囟晚闭、出牙迟、肌肉松弛、表情淡漠、颅骨软化、方颅、肋骨串珠、肋膈沟（赫氏沟）及佝偻病手镯、脚镯、会坐以后脊柱后弯，下肢呈"O"形或"X"形，还会出现鸡胸、漏斗胸等症状。

早期轻型佝偻病如能及时治疗，可以完全恢复，不留下骨骼畸形。重型患儿在恢复期可遗留轻重不等的骨骼畸形或运动障碍，重型佝偻病多发生于2岁以上的幼儿。

值得注意的是，肋骨外翻、鸡胸、方颅并不是佝偻病的特有表现。什么是肋骨外翻？让孩子平卧，观察孩子最下缘的肋骨，如果超出孩子身体的外缘，就叫作肋骨外翻。有的孩子站着，看上去也是肋骨外翻。婴幼儿肋骨外翻的原因有二：一是正常的生理发育过程，一是单纯的肋骨发育畸形。绝大多数孩子的肋骨外翻都属于前者，随着生长发育，肋骨外翻会逐渐消失，接近成人。有的孩子脑袋特别大，类似于方颅，或者体形瘦削、胸廓较窄而腹部相对较大，很像鸡胸，这也许是孩子遗传了父母某些体征的缘故，而不是佝偻病所致。

5. 这个病严重吗？

重症佝偻病的孩子除了上述症状外，还常伴免疫力下降，易并发反复呼吸道感染、皮肤感染、腹泻、贫血、营养不良等疾病，甚至会影响脑的发育。另外，重症佝偻病患儿的胸廓发育会异常，肋骨软化后会造成"鸡胸""肋骨串珠"，这些畸形会对心肺功能有影响。学走路前后，由于骨钙化不足，孩子还会出现"O"形腿或"X"形腿，不仅影响美观，还容易发生骨折。

6. 何时需要就医？

如果孩子有多汗、夜惊、烦躁不安、枕秃等表现，家长应该意识到宝宝可能得了佝偻病，应及时就医。如果常规补充维生素D后症状没有改善甚至加重了，或者孩子已经出现了骨骼改变，也应及时就诊，查找原因。如果除了上述症状，孩子还出现了抽搐（维生素D缺乏性手足搐搦症），应立即送孩子去医院急救。

7. 医生会做什么？一般会有哪些检查？

医生会详细询问病史（包括宝宝的症状、出生史、喂养史、生活环境、既往健康情况以及有无长期口服抗癫痫药物史等）、进行体格检查以及相应的临床检验，明确病因、病情后，给予相应的治疗。

常用检查项目包括：

1）**血清钙、磷**　佝偻病活动期血钙可正常或偏低（正常值为2.2～2.7毫摩尔/升）、血磷降低（正常值为1.3～1.9毫摩尔/升），钙、磷乘积＜30（正常值为40）。

2）**血清碱性磷酸酶（ALP）**　佝偻病儿童ALP增高（正常值为15～30金氏单位）。ALP是诊断佝偻病的常用指标，但缺乏特异性，且受肝脏疾病影响较大。近年来，提倡测定骨碱性磷酸酶。血清中骨碱性磷酸酶的升高程度与佝偻病的严重程度密切相关，对佝偻病早期诊断敏感性高，正常参考值为≤200微克/升。

3）**血清25-（OH）D$_3$**　正常值范围为25～125纳摩尔/升（10～50纳克/毫升）。25-（OH）D$_3$降低是早期诊断佝偻病敏感而可靠的指标。

4）**X线骨骼检查**　佝偻病早期仅表现为长骨干骺端临时钙化带模糊、变薄，两边磨角消失；典型改变为临时钙化带消失，骨骺软骨增宽呈毛刷样，呈杯口状改变，骨骺与干骺端距离加大，长骨骨干脱钙，骨质变薄，骨质明显稀疏、密度减低，骨小梁增粗、排列紊乱，可有骨干弯曲或骨折；恢复期临时钙化带重现，渐趋整齐、致密，骨质密度增加。

5）**骨密度**　佝偻病时骨密度降低，Z值下降。

8. 维生素 D 缺乏性佝偻病如何治疗？

1）口服维生素D制剂　一般剂量为每天50～100微克（2000～4000国际单位/天），视临床表现和X线骨片改善情况于2～4周后改为预防量［每天10微克（400国际单位/天）］。重症佝偻病或无法口服者可选用肌注维生素D₃突击治疗。

2）补充钙剂　维生素D制剂治疗期间应同时补充钙剂。

3）矫形治疗　轻度骨骼畸形在治疗后可自行矫正。中度骨骼畸形者应加强锻炼，通过主动或被动运动的方法矫正。例如，胸部畸形（鸡胸、漏斗胸、肋骨外翻等）可做俯卧位抬头展胸运动使胸部扩张，下肢畸形可做肌肉按摩（"O"形腿按摩外侧肌肉，"X"形腿按摩内侧肌肉）。严重骨骼畸形的宝宝，4岁后可考虑手术矫形。

9. 维生素 D 缺乏性佝偻病的家庭养护要点有哪些？

① 佝偻病活动期，不要让宝宝久坐久立，适当休息，以免发生骨骼变形。

② 多给孩子吃富含维生素D的食物，如动物肝脏、蛋黄等。脱脂牛奶、鱼肝油、奶酪、坚果和海产品、添加维生素D的营养强化食品也含有丰富的维生素D。

③纠正孩子偏食、厌食的不良饮食习惯。

④避免宝宝与其他病人接触，少带宝宝到人多的公共场所活动，预防感染。

⑤积极配合医生的治疗，遵医嘱合理用药，定时带宝宝复诊。

10. 维生素 D 缺乏性佝偻病如何预防？

婴幼儿期的孩子生长发育较快，容易发生佝偻病，所以必须坚持采取综合性预防措施。提倡母乳喂养、及时添加辅食、多晒太阳是预防佝偻病最简便的措施。

佝偻病的预防应从胎儿期开始，做好孕期保健非常重要。孕妇应经常到户外活动，多晒太阳，多吃些富含维生素D、钙、磷和蛋白质的食物。

对于新生儿，提倡母乳喂养，并尽早开始晒太阳（出生后2～3周）。但要注意，不能在室内隔着玻璃晒太阳，应保持每天0.5～2小时的户外日光照射。如果阳光强烈，可在树荫下活动或戴遮阳帽。

早产儿应该出生后就开始每天口服维生素D 800国际单位，3个月后改为每天400国际单位。足月儿出生后4周应开始每天口服维生素D 400国际单位至1岁，北方可延至2岁。

（李晓峰）

铅中毒

1. 什么是儿童铅中毒？

儿童铅中毒是一种由于铅的累积吸收而导致的非传染性慢性病，它不是临床意义上的症状性中毒，而是表示体内的血铅含量已经超过儿童健康的含铅水平。美国国家疾病控制中心1982年公布的《儿童铅中毒指南》规定，"血铅水平超过或等于100微克/升，无论是否有相应的临床症状、体征及其他血液生化变化，即可诊断为'儿童铅中毒'"，并且把儿童的血铅水平分为五级，用以表示不同的铅负荷状态。鉴于铅毒对儿童危害的无阈值性，近年来发达国家和我国政府都提出开展"零铅工程"（使体内含铅量达到"零"的理想水平）。目前，部分发达国家和我国大城市的儿童医疗保健机构已将儿童铅中毒的诊断标准确定为50微克/升。

2. 为什么宝宝容易得铅中毒？

铅是一种多亲和性毒物，进入机体后会对机体多系统产生不利影响，并且在亚临床水平使机体产生多种生理变化，最主要的是影响孩子的智力发育和生长发育。儿童的神经系统对外界毒性物质的抵抗力非常弱，对铅毒特别敏感。随着铅毒在体内的逐渐积累，儿童的体格生长及智能发育也会慢慢受到影响，甚至造成大脑整合、协调功能紊乱。铅毒性持久，半衰期长达10年，并且不易被人体排出，任何程度的铅污染都会对人体健康产生不利影响，而且，即使脱离铅污染环境，进行驱铅治疗，血铅水平下降，也不能使已经受损的神经细胞发育情况恢复到正常水平。

3. 哪些原因会导致宝宝铅中毒？

1）**劣质文具、玩具**　劣质蜡笔、水彩笔、喷漆玩具、环保涂料等一般都是含铅的，宝宝吻咬、舔舐，用完后不洗手就拿东西吃，都容易造成铅中毒。

2）**室内吸烟**　香烟烟雾铅含量高，同时烟雾会将空气中的铅吸附住，使周围空气的含铅量比平时高出很多。研究证实，父母吸烟与儿童血铅浓度、智力水平密切相关。

3）**含铅量高的食物**　饮料、罐头、土法制作的爆米花和皮蛋、薯片、公路两旁种植的蔬菜、用报纸包过的食物等含铅量都很高。

4）**一些化妆品**　妈妈用的化妆品（特别是美白产品）中往往含有铅，宝宝通过亲吻妈妈会把这些铅吃下去。

5）**汽车尾气和空气污染**　长时间暴露于汽车尾气与空气污染的环境下，孩子很容易出现铅中毒。

4. 如何判断宝宝得了铅中毒？

典型的症状性儿童铅中毒并不常见，多数儿童虽然没有出现大脑病变的体征，却存在着持久的行为和认知问题，表现为没有食欲、性格改变、易怒、多动、注意力不集中、阅读障碍、眼手协调差、认知能力下降、智商降低等，还有贫血、体重不增、身高不长、腹绞痛、反应迟钝、便秘或腹泻、运动障碍、听力下降、视力下降以及体弱多病、反复发烧、易感冒、龋齿、铅线等表现。有了上述表现，说明孩子已经存在轻、中度铅中毒。但是，这些表现很容易被认为是其他原因引发的。如果不加重视，血铅继续升高，到了重度铅中毒的状态，将造成颅内压升高、肢体麻痹或中毒性脑病，引起喷射性呕吐、知觉改变、嗜睡、躁狂，最后出现震颤、昏迷和惊厥等严重的神经症状和体征。

5. 这个病严重吗？

著名儿童保健专家沈晓明教授在2005年全国儿童铅中毒防治研讨会上明确告诉广大家长："儿童由于生理特点和生活习惯更易受到铅中毒的损害，并且影响终身。铅中毒的危害远远超过我们的想象。铅中毒会对儿童产生多器官、多系统、全身性和终身不可逆的损伤，特别是对神经系统的损伤会导致儿童智力发育障碍。铅在儿童体内积聚可导致小儿多动症、情绪易激怒、攻击性行为、学习困难、便秘、厌食等。此外，在血液中，铅会大肆抢夺载体蛋白，使血液中的铁、钙特别是锌等元素不能正常保持在体内，因而会再度导致儿童智力低下，免疫力下降，并因贫血、缺钙使身高发育受损。最后，铅中毒会使儿童心肺功能下降，红细胞携氧能力降低，使记忆力衰减，影响孩子的学习成绩。"

6. 何时需要就医？

铅中毒对于抵抗力弱的婴幼儿的危害是很大的，家长一定要对孩子做好防护，如果怀疑铅中毒，要及早带孩子到正规医院治疗。

7. 医生会做什么？一般会有哪些检查？

医生会详细询问病史，进行体格检查，并做相应的临床检验，以明确病因，并给予相应的指导和治疗。

常规检查包括血常规、生化全项、血铅、尿常规、尿铅等，其中血铅水平尤为重要。

目前，儿童的血铅水平分为五级，用以表示不同的铅负荷状态：

Ⅰ级（＜100微克/升）：相对安全（但易使孕妇出现流

产、早产、胎儿宫内发育迟缓）；

Ⅱ级（100～199微克/升）：可影响神经传导速度和认知能力，使儿童出现头晕、烦躁、注意力涣散、多动等症状；

Ⅲ级（200～449微克/升）：可引起缺钙、缺锌、缺铁，造成儿童生长发育迟缓、免疫力低下、运动不协调、视力和听力损害、反应迟钝、智商下降、厌食、异食、贫血、腹痛等；

Ⅳ级（450～699微克/升）：患儿可出现性格改变、易激惹、攻击性行为、学习困难、腹绞痛、高血压、心律失常和运动失调等；

Ⅴ级（≥700微克/升）：可导致多脏器损害、铅性脑病、瘫痪、昏迷甚至死亡。

对于血铅水平在60微克/升以下者，以预防为主。血铅水平在Ⅱ～Ⅲ级者，必须在医生的指导下以国家认定的驱铅食品做驱铅治疗才能使患儿尽快康复。血铅水平在Ⅳ～Ⅴ级者应在48小时内复查血铅，如获证实，应立即予以驱铅治疗，同时进行染铅原因的追查与干预。

8. 儿童铅中毒如何治疗？

儿童铅中毒虽然可怕，但只要父母掌握了相关的知识并配合好医生的治疗，本病是可以彻底治疗的。

治疗儿童铅中毒的首选方法是营养干预和健康教育。

1）健康教育，杜绝铅毒继续进入 对于轻症中毒的患儿，找出并断绝铅的来源，减少铅的接触，已能遏止危重症状出现。对误服大量含铅药物而致中毒的患儿，可予导吐、洗胃、导泻等紧急处理。

2）**营养干预**　补充营养素，如蛋白质和氨基酸、维生素C、钙、铁、锌等，可减少铅的吸收，促进铅的排泄，缓解症状。

3）**排铅疗法**　二巯基丁二酸能与铅结合成水溶性螯合物从肾脏排出，有较强的清除铅的能力。常见副作用有皮疹和胃肠道反应，个别人会出现肝功能异常。临床上常将依地酸二钠钙加于葡萄糖液内静脉滴注或缓慢静脉注射。

4）**治疗急性脑症状**　一般选用安定、副醛、苯巴比妥钠等药物控制惊厥。为了降低颅内压，可静脉输注50%葡萄糖或20%甘露醇以减轻脑水肿。

5）**治疗急性腹痛**　如果宝宝腹痛剧烈，可选用阿托品、654-2、维生素K等来解除肠道痉挛，并可由静脉徐缓地注射10%葡萄糖酸钙10毫升，除可减轻腹绞痛外，还可促使铅在骨骼内沉着，降低血铅浓度。

9. 儿童铅中毒如何预防？

铅大多是通过口和鼻两种渠道进入人体的，因此，预防铅中毒我们也应该从这两方面入手。

① 让婴幼儿远离成人化妆品，要注意防止食品包装袋上的图案与食品直接接触，不要为婴幼儿选择内饰有花纹的碗

和瓷杯，不要在家中用油漆美化墙壁，直接从事铅作业的工人下班前必须按规定洗澡、更衣后才能回家。

② 经常用湿拖布拖地板，用湿抹布擦桌面和窗台，特别是位于交通繁忙的马路附近或铅作业工业区附近的家庭，应经常用湿布抹去儿童能触及部位的灰尘。以煤为燃料的家庭应尽量多开窗通风。食品和奶瓶的奶嘴上要加罩。

③ 培养宝宝良好的卫生习惯，特别是要养成不吮手指、不将异物放入口中和进食前洗手的习惯。经常清洗玩具和其他一些有可能被孩子放到口中的物品，因为尘土中和孩子的玩具和用具（如铅笔）涂的油漆里往往含有大量的铅。常给幼儿剪指甲，因为指甲缝是特别容易匿藏铅尘的部位。

④ 儿童应定时进餐，空腹时铅在肠道的吸收率可成倍增加；不要给孩子吃含铅量高的食品；保证儿童的日常膳食中含有足够量的钙、铁、锌等；有些地方使用的自来水管道材料中含铅量较高，每天早上用自来水时，应将水龙头打开3～5分钟，让前一晚囤积于管道中可能遭到铅污染的水放掉。

⑤ 不要带婴幼儿在车流量大的交通繁忙区和铅作业工厂生产区玩耍和长时间逗留。

（李晓峰）

锌缺乏

1. 什么是锌缺乏？

锌缺乏症由各种原因造成锌的摄入不足、吸收障碍、丢失过多和代谢障碍所致。儿童健康调查数据显示，目前我国的儿童缺锌率为39%，在各种微量元素中，锌的缺乏是最多的。

2. 为什么锌对宝宝来说很重要？

锌是人体内重要的微量营养素，锌参与体内多种酶的合成，对维持和增强免疫功能、促进儿童生长发育、促进食欲、保护皮肤等都至关重要。

3. 哪些宝宝容易发生锌缺乏？

1）**非母乳喂养儿**　食物中含锌不足是锌缺乏的主要原因。母乳中锌的生物利用率比牛奶或大豆蛋白都要高，推测这与母乳中的一种低分子量成分有关。

2）**有挑食、偏食习惯的儿童**　红肉和贝类等动物性食物（如牡蛎、瘦肉、动物内脏、鱼、蛋、奶等）是锌最好的食物来源，坚果类食物（如核桃、花生、板栗、松子等）中也富含锌。如果不吃或少吃这些食物，就很容易导致锌缺乏。

3）多汗的儿童　人体中的多种微量元素都可以通过汗液排泄，锌便是其中之一。由于受遗传、生理和疾病的影响，有些儿童存在多汗的现象，大量出汗会使锌丢失过多，而缺锌又会降低机体免疫功能，使儿童体质虚弱，加重多汗，从而形成恶性循环。

4）长期感染的儿童　锌参与人体蛋白质、核酸等的合成。感染时，机体对锌的需要量增加，而胃肠道吸收锌的能力减弱。有些感染还会使锌从粪便或尿液中丢失，如反复腹泻、肾炎等。

5）患有消化系统疾病的儿童　慢性腹泻、慢性痢疾、胆囊纤维化、肠道感染等疾病均可减少锌的吸收。

6）被动吸烟的儿童　香烟烟雾中含有重金属元素镉，镉和锌在吸收时互相干扰，在体内也有对抗作用。长期被动吸烟的儿童，镉的摄入和吸收增加，必然会影响锌的吸收，从而造成锌缺乏。

7）长期使用金属螯合剂的儿童　金属螯合剂（如青霉胺等）可降低锌的吸收率及其生物活性，金属螯合剂还可与锌结合从肠道排出体外，造成锌的缺乏。

8）其他　反复出血、溶血、大面积烧伤、手术、长期透析、慢性肾病的儿童也会因锌丢失过多而缺锌。

儿童在正常饮食、没有疾病和易感因素的情况下，一般不会发生锌缺乏。对于存在上述问题的儿童，应该及时补充微量元素锌，以免影响孩子的生长发育。

4. 如何判断宝宝缺锌？

儿童缺锌常见的表现有嗜睡、食欲不振、厌食、味觉减退、消瘦、体格发育迟缓、毛发稀疏脱落、贫血、皮炎和伤口不易愈合等，长期缺锌还会影响智力发育。一旦宝宝出现生长发育迟缓、食欲低下、易感染、反复口腔溃疡、皮肤伤口不易愈合，家长应高度警惕，及时带宝宝去医院就诊。

需要提醒的是，现在家长的营养意识都增强了，各类补锌广告也是铺天盖地，不少家长一见孩子胃口不好、不吃辅食、偏食、挑食就不假思索地给孩子补锌，但是缺锌的诊断是需要证据的，如果家长盲目地给孩子补锌，不但可能会引起锌中毒，还会影响宝宝铁的吸收而造成营养性贫血。

5. 医生是如何诊断宝宝缺锌的？

锌缺乏的诊断不能仅靠临床症状和体征，还需要相应的实验室检查，包括血常规、血锌、血糖、甲状腺功能、尿锌等，其中血锌是比较常用的指标，血锌<11.47微摩尔/升即为锌缺乏。

需要指出的是，发锌可作为慢性锌缺乏的参考指标，具有采样无痛苦、样品易保存和运输、检测方法简便的优点，易于被家长接受，但其会受头发生长速度、环境污染、洗涤方法和采集部位的影响，所以误诊率和漏诊率比较高，因而发锌并非判断锌营养状况的可靠指标。

6. 锌缺乏如何治疗？

1）祛除病因，积极治疗原发病

2）饮食治疗　多摄入含锌丰富的食物，如肝、瘦肉、鱼、蛋、牡蛎等。

3）补充锌剂　如调整饮食效果不明显，可补充锌剂，常用葡萄糖酸锌。口服锌的剂量为每日每千克体重0.5～1.0毫克（按元素锌计算）。疗程可根据病情及症状决定，食欲不振、厌食、反复感染、免疫功能低下的患儿，一般4周为一个疗程；生长发育迟缓的患儿，一般8周为一个疗程。

7. 锌缺乏如何预防？

少年儿童的生长发育十分迅速，思维活跃，记忆力强，所以营养一定要供应充足（见下表）。

推荐的每日锌摄入量

年龄	锌摄入量
6个月以内	1.5 毫克
6个月～1岁	8 毫克

年龄	锌摄入量
1 ~ 3 岁	9 毫克
4 ~ 6 岁	12 毫克
7 ~ 10 岁	13.5 毫克
11 ~ 17 岁	18 ~ 19 毫克（男） 15 ~ 15.5 毫克（女）

具体预防方法包括：

1）**提倡母乳喂养**　母乳锌的吸收利用度高于牛奶，初乳中锌的含量较高。

2）**提倡平衡膳食**　让孩子养成不挑食、不偏食、少吃零食的良好饮食习惯。

3）**可能缺锌时适当补锌**　早产儿、人工喂养儿、营养不良儿，以及长期腹泻、大面积烧伤、手术、长期透析、慢性肾病患儿，均应适当补锌。

（李晓峰）

营养性疾病

71

延伸阅读

1. 宝宝很健康还用去看儿童保健门诊吗？一般多久去一次？

婴幼儿期的宝宝生长发育迅速，营养支持和生长监测至关重要，不一定是有问题了才去看儿童保健门诊。儿童保健医生会对宝宝的生长发育进行详细、全面的评估，并给予专业建议以及喂养指导。

建议出生后前6个月每个月看一次儿童保健门诊，6个月至1岁可以每2个月一次，幼儿期（1～3岁）每半年一次，学龄前期及学龄期（3～6岁）每年1～2次。

2. 宝宝老爱吃手指，这正常吗？需要制止吗？该怎么做？

很多父母看到宝宝吃手指的第一反应就是阻止，但他们吃得津津有味的模样又让人不忍心打断。其实父母们不用太过纠结，宝宝吮吸手指的原因无外乎无聊、情感上的需求没有被满足、习惯性动作这三个方面。在宝宝恒牙长出来之前，吃手指的行为是可以被接受的，并不需要刻意戒掉。吸吮是人的本能，婴儿吸吮手指不仅无害，还是他们智力发育的信号，也是心理和生理的双重需求，能给宝宝带来舒适感，减轻焦虑情绪。到了1岁左右，大多数宝宝吮吸手指的习惯就会消失。4岁之后，只剩5%～10%的宝宝还会保持这个动作。

当然，凡事都有个度，过分吮吸手指也会影响到宝宝日后的健康，比如影响牙齿的排列、咬合，容易引发口腔问题、脸的外观变形、咬字不清或讲话不清等，同时还有可能把病菌带入体内，引起呼吸道感染或胃肠炎。对于过度吸吮手指的宝宝，家长可以转移其注意力，比如把玩具放到他的手里，把他的双手占住，使他没有办法去吸吮手指。如果孩子到了4岁仍然经常吸吮手指，就属于不良行为了，需细心了解原因并耐心纠正。

3. 宝宝总是出很多汗，即使是冬天，晚上睡觉时还是会出很多汗，这是不是缺钙？

一般来说，小儿相对于成人出汗多，这主要是由于小儿新陈代谢旺盛，平时活动量大，而且婴幼儿皮肤含水量较多，皮肤表层微血管丰富，经皮肤蒸发的水分也多，同时小儿对冷热的自我调节能力比较差，所以即使在晚上也爱出汗（以头颈部出汗为主），熟睡后汗就减少了，这是正常现象。

但是，如果宝宝安静时或晚上一入睡后就出很多汗，汗多得可以弄湿枕头、衣服，汗液淡而无味，这属于"病理性盗汗",其病因除了缺钙(活动性佝偻病)外,还要注意有没有活动性结核病、低血糖、甲状腺功能亢进等疾病,以及有没有药物、精神因素的影响。对于病理性盗汗,应在医生的指导下针对病因进行治疗。

4. 孩子的舌背上有一块块大小各异、形状不同的火红色区域,像地图一样,这是怎么回事?是舌头发炎了吗?

这叫"地图舌",又称游走性舌炎,儿童的发病率约为15%。中医认为该病与宝宝的脾胃虚弱有关,西医认为可能与消化不良、营养缺乏和体质差等因素有关。"地图舌"一般无害,也不会恶变,常随儿童年龄增大而自愈,因而无须特殊治疗。日常生活中应注意排除和避免可能诱发"地图舌"的因素,如不食用辛辣、刺激性食物,祛除口腔内病灶,保持口腔卫生,用软毛牙刷刷牙。同时,应做到合理饮食,注意多吃富含维生素的食物,必要时可直接服用复合维生素B。如果伴有全身性疾病,则应积极治疗。

5. 宝宝的头发又稀又黄,是不是缺钙呀?要不要去测一下头发微量元素?

对于宝宝的头发又稀又黄,家长们不要过于焦虑,宝宝出生时头发的多少和今后头发的多少没有关系。婴儿头发的生长和身体长高一样，有早有晚，同时也受父母遗传的影响，如果父母头发差，孩子的头发也可能差。大部分头发稀少的宝宝到1～2岁时，头发已经和其他孩子没什么两样了。

当然，宝宝的头发稀、黄也可能与某些疾病有关，如佝偻病、微量元素缺乏和过剩、某些遗传性疾病等。如果孩子1岁左右头发的情况仍无明显改善，可去医院做微量元素和其他相关检查。值得注意的是，由于各种因素的影响，头发、指甲微量元素的检测结果是不准确的，卫计委规定微量元素的检测一定是测血清微量元素。

营养性疾病

呼吸系统疾病

急性上呼吸道感染

1. 什么是急性上呼吸道感染？

急性上呼吸道感染简称上感，又称普通感冒，是指从鼻腔到环状软骨下端部位的鼻、咽、喉的黏膜炎症。本病多呈自限性，但发生率较高。本病全年皆可发病，冬、春季较多。本病属于中医"感冒"的范畴。

2. 为什么宝宝容易得急性上呼吸道感染？

小儿由于本身上呼吸道解剖、生理的特点，容易被病毒或细菌感染，同时小儿的免疫功能尚不完善，加之气候变化、护理不当等原因，所以常有反复上呼吸道感染的现象。如果宝宝本身还患有营养不良、贫血、维生素D缺乏性佝偻病、先天性心脏病等基础性疾病，就更加容易罹患本病。

3. 哪些原因会导致宝宝患上急性上呼吸道感染？

急性上呼吸道感染大多数由病毒引起，常见的病毒有鼻病毒、冠状病毒、腺病毒、流感和副流感病毒、呼吸道合胞病毒、埃可病毒、柯萨奇病毒等。急性上呼吸道感染也可由细菌引起，细菌感染可以是直接感染，也可以继发于病毒感染之后，以溶血性链球菌最为常见，其次为流感嗜血杆菌、肺炎球菌、葡萄球菌等。

各种导致全身或呼吸道局部防御功能降低的原因，如受凉、淋雨、气候突变、过度疲劳、免疫功能低下等均可使原已存在于上呼吸道的或从外界侵入的病毒或细菌迅速繁殖，从而诱发本病。

4. 如何判断宝宝得了急性上呼吸道感染？

急性上呼吸道感染的孩子常有鼻塞、流涕、头痛、咽痛、咳嗽或发热等症状，症状的轻重与发病年龄和感染程度有关。婴幼儿常见没有食欲、乏力、呕吐、腹泻、一时性高热甚至热性惊厥等症状，仅部分孩子会有鼻塞、流涕、咳嗽等表现。年长儿全身症状会比较轻，多不发热或低热，个别会有高热、畏寒、全身酸痛等症状，其他上感的一般表现较明显，部分患儿还会合并有腹痛、皮疹等。并发咽鼓管炎时可有听力减退等症状。

5. 这个病严重吗？

急性上呼吸道感染病情较轻，病程短，为自限性疾病，多数患儿预后良好。但是要注意，上感也可能是支气管炎、肺炎、急性肾炎、风湿热、小儿常见急性传染病（麻疹、水痘、幼儿急疹、风疹等）的前驱表现，如果处理不及时，炎症蔓延，可因严重并发症而预后不良。另外，有些孩子经常得感冒，感冒有可能变成所谓"慢性"疾病，导致腺样体肥大等问题，腺样体肥大不仅会引发呼吸道炎症，还会导致分泌性中耳炎，影响听力、睡眠，还可能导致脑部缺氧而影响智力。

6. 何时需要就医？

如果孩子吃饭、精神等一般情况良好，没有发热或仅有低热，偶尔流清涕、打喷嚏、咳嗽一两声，可多饮水，在家休息、观察；如果孩子高热不退，咳嗽严重，全身明显不适，家长就应及时带孩子就诊。

如果孩子已经被诊断为上感，而且一般情况好，就不必一发热就往医院跑，保持良好作息、多饮水、按时服药即可；如果3天后仍有发热等症状，可到医院复诊。

7. 医生会做什么？

医生会根据病史、流行病学情况、鼻咽部的症状和体征，结合周围血象和阴性胸部影像学检查结果做出临床诊断，一般无须病因诊断。特殊情况下可行细菌培养或病毒分离，或行病毒血清学检查等以确定病原体。同时，要与过敏性鼻炎、流行性感冒、急性传染病等初期表现为感冒样症状的疾病进行鉴别。

8. 一般会有哪些检查？

1）**血常规**　血常规对于急性上呼吸道感染的诊断非常必要，可初步判断患儿是病毒感染还是细菌感染。病毒感染时，白细胞计数多正常或偏低，淋巴细胞比例升高；细菌感染时，白细胞计数常增多，有中性粒细胞增多或核左移现象。血常规还可提示感染的轻重程度，便于医生决定是否用抗生素治疗以及使用抗生素的疗程。

2）**病原学检查**　因为病毒类型繁多，而且明确病毒类型对治疗没有明显帮助，所以，病毒感染时一般无须进行病原学检查。细菌感染时，进行细菌培养可以判断细菌类型，进行药物敏感试验可以指导临床用药。

9. 急性上呼吸道感染如何治疗？

1）**对症治疗**

① 休息，多饮水，保持室内空气流通。

② 如果有发热、头痛、肌肉酸痛等症状，可选用解热镇痛药，如布洛芬、对乙酰氨基酚等。咽痛可用各种喉片，如

溶菌酶片、健民咽喉片或中药六神丸等。

③ 鼻塞、鼻黏膜充血水肿时，可使用盐酸伪麻黄碱，也可用1%麻黄碱滴鼻。

④ 感冒时常有鼻黏膜敏感性增高，频繁打喷嚏、流鼻涕，此时可选用马来酸氯苯那敏或苯海拉明等抗组胺药。

⑤ 对于咳嗽症状比较明显的孩子，可给予右美沙芬、喷托维林等镇咳药。

2）病因治疗

① 抗病毒治疗：引起急性上呼吸道感染的病原体90%以上都是病毒，但目前尚无特效抗病毒药物，且滥用抗病毒药物可造成流感病毒耐药。因此，如无发热，免疫功能正常，发病超过2天的患者一般无须应用抗病毒药物。免疫缺陷者可早期常规使用抗病毒药物。广谱抗病毒药物利巴韦林和奥司他韦对流感病毒、副流感病毒和呼吸道合胞病毒等有较强的抑制作用，可缩短病程。

② 抗菌治疗：单纯病毒感染无须使用抗菌药物，有白细胞计数升高、咽部脓苔、咳黄痰等细菌感染证据时，可酌情使用青霉素、第一代头孢菌素、大环内酯类药物。极少需要根据病原菌种类选用敏感的抗菌药物。正规医院儿科医生选用的抗生素绝大多数是安全的，副作用很小，在医生的指导下合理使用抗生素，可以将抗生素的副作用降至最低，家长们不必太过担心。

3）中医中药治疗　具有清热解毒和抗病毒作用的中药也

可以选用，有助于改善症状、缩短病程。小柴胡冲剂、板蓝根冲剂、克感利咽口服液等应用较为广泛。但是，对于成人病毒性感冒疗效好的中药制剂，对于3岁以下的婴幼儿或体弱多病儿来说，单独使用疗效欠佳，建议采用中西医结合疗法治疗儿童感冒。

10. 急性上呼吸道感染的家庭养护要点有哪些？

① 保证患儿充足的休息。以卧床休息为宜，注意保暖，减少体力消耗。

② 有发热时，建议每2～4小时测一次体温。多给孩子饮水，勤给孩子翻身、更换内衣裤，保持皮肤清洁。

③ 喂养以清淡饮食为主。哺乳期的孩子可予以少量多次喂奶，固体食物期的孩子可给予稀粥、肉末、菜泥、蛋羹等营养且易消化的食物。

④ 保持大便通畅。大便干结、超过3天未排大便者，可用适量开塞露辅助通便。

⑤ 注意观察孩子的病情变化，如有异常，予以及时处理或复诊。

11. 急性上呼吸道感染如何预防？

① 避免诱因。衣着适宜，随季节和气候变化及时增减衣

物，防止过冷或过热；避免受凉、淋雨、过度疲劳；避免与感冒患者接触，避免用脏手接触口、眼、鼻。体弱易感儿更应注意防护，上呼吸道感染流行时应戴口罩，避免到人群密集的地方去。

②增强体质。坚持适度、有规律的户外运动，提高机体免疫力与耐寒能力．这是预防本病的主要方法。

③合理喂养，积极防治营养不良、贫血、佝偻病等。

④对于经常、反复发生本病以及免疫力低下的孩子，可以酌情应用免疫增强剂。目前，除流感病毒外尚没有针对其他病毒的疫苗。

（李晓峰）

急性扁桃体炎

1. 什么是急性扁桃体炎？

急性扁桃体炎是腭扁桃体的一种非特异性急性炎症，常伴有轻重不等的咽黏膜及咽淋巴结的急性炎症，且往往是在慢性扁桃体炎的基础上反复急性发作。春、秋两季气温变化时最多见。急性扁桃体炎的病原体可以通过飞沫、食物或直接接触传播，因而急性扁桃体炎具有传染性。

2. 哪些原因会导致宝宝患上急性扁桃体炎？

急性扁桃体炎尤其是急性化脓性扁桃体炎绝大多数是由细菌感染引起的，主要致病菌为乙型溶血性链球菌，其他还有葡萄球菌、肺炎链球菌、流感嗜血杆菌、弓形虫及一些病毒（包括腺病毒、流感病毒、副流感病毒、EB病毒、巨细胞病毒、风疹病毒等），细菌和病毒混合感染也比较多见。正常人的口腔和扁桃体内也存在上述病原体，但不会引起发病，当某些诱因（如受凉、过度劳累、有害气体刺激、营养不良、感冒等）使全身或局部的免疫力降低时，病原体侵入体内或原有病原体大量繁殖则可致病。有时邻近器官的急性炎症，如急性咽炎、鼻炎、口底炎等，也可蔓延而累及扁桃体。

3. 如何判断宝宝得了急性扁桃体炎？

急性扁桃体炎3～4岁以下的孩子较少见。通常成人的症状较轻，而儿童较重。孩子患病后往往突发高热，伴有畏寒、寒战，体温可高达39～40℃，可持续3～5天。幼儿可有呕吐、食欲不振、拒食，甚至因高热而抽搐、昏睡等。年长儿可诉有头痛、咽喉痛、食欲降低、全身乏力、便秘、腰背及四肢疼痛等症状。检查时可发现咽部充血明显，扁桃体红肿，严重时会有脓点或脓苔，颌下及颈部淋巴结肿痛。

4. 这个病严重吗？

急性扁桃体炎的危害性往往大于急性扁桃体炎本身，炎症可直接侵犯邻近组织，引起扁桃体周围脓肿、咽后脓肿及咽旁脓肿、急性中耳炎、急性鼻炎及鼻窦炎、急性喉气管炎、急性支气管炎，甚至可引起肺炎、颈内静脉血栓性静脉炎等。链球菌引起的Ⅲ型变态反应可导致全身并发症，如急性关节炎、急性链球菌感染后肾小球肾炎、风湿热、急性心包炎、急性心内膜炎、急性心肌炎、脓毒血症等。因此，对此病必须重视，应严密观察患儿的病情发展情况，给予及时处理，不要使并发症发生。

值得注意的是，急性扁桃体炎有时为某些疾病尤其是某些传染病的前驱症状，如白喉、麻疹及猩红热等，应注意及早发现。

5. 何时需要就医？

当家长发现孩子出现怕冷、突发高热、咽喉疼痛、食欲不振、全身乏力、肢体酸痛等症状时，就要及时带孩子到医院就诊。

6. 医生会做什么？一般会有哪些检查？

医生会根据病史、流行病学情况、咽部和颈部的症状体征，结合相应检查结果做出临床诊断，并排除一些需要鉴别的疾病（如传染性单核细胞增多症等），然后给以积极的抗炎、对症治疗。

常用检查项目包括：

1）**血常规**　细菌感染时可见白细胞计数显著增加，中性粒细胞明显增高。病毒感染初期未合并细菌感染时可见白细胞总数增加，淋巴细胞增高明显。

2）**血涂片**　EB病毒感染引起的传染性单核细胞增多症在表现为急性扁桃体炎时可见白细胞总数、淋巴细胞分类显著增高，血涂片中可见异型淋巴细胞，由此可资鉴别。

3）**C反应蛋白、血沉**　二者的检查结果均可加快。

7. 急性扁桃体炎如何治疗？

急性扁桃体炎尤其是急性化脓性扁桃体炎，绝大多数是由细菌感染引起的，必须坚持抗感染治疗为主、支持治疗为辅的治疗原则。

1）一般治疗　充分休息，远离起病诱因，加强营养，疏通大便。鼓励患儿少量多次饮水，进流食，饮食宜清淡并富含维生素，多吃西瓜、鸭梨等时令水果。对胃口差、进食少又高烧不退的孩子，应防止脱水，可酌情输液，补充维生素C。急性扁桃体炎具有一定的传染性，所以最好能隔离患儿或嘱患儿戴口罩。

2）药物治疗　对于病情轻者，可给予青霉素。如果病情较重或用青霉素后病情不缓解，可应用对革兰阳性球菌较为敏感的第一代头孢菌素治疗，根据病情轻重选择口服或静脉给药。非常严重的感染有时需要住院治疗。抗生素的疗程一般为7天左右。

3）对症治疗　发热，可给予物理降温。体温超过39℃时，应给患儿服用适量的退热药。醋酸氯已定溶液、复方硼砂溶液、1：5000呋喃西林液漱口均有一定的止痛、抗炎作用。糖皮质激素可根据情况酌情使用。

4）手术治疗　对于已经形成扁桃体周围脓肿等局部并发症的患儿，可行脓肿切开引流术。对于反复发作急性扁桃体炎或扁桃体周围脓肿切开引流术后两周的患儿，可根据情况选择在炎症控制后手术切除扁桃体。原则上8岁以前不主张切除扁桃体，但如果孩子每年至少患6次以上急性扁桃体炎或3次以上急性化脓性扁桃体炎，且年龄已过6岁，可以考虑摘除扁桃体。

8. 急性扁桃体炎的家庭养护要点有哪些？

① 发病时应卧床休息，多饮水以排出细菌在体内产生的毒素。

② 饮食以流质或半流质食物为主，忌食硬的及辛辣、刺激性食物。

③ 淡盐水含漱，每日多次，以保持口腔清洁、无异味。

④ 在应用抗生素治疗时，应严密观察患儿体温、脉搏的变化情况，如仍持续高热，可增大剂量，或在医生的指导下更换药物。

⑤ 孩子体温过高时，应及时给予物理降温，可用冰袋敷头颈部，也可用低浓度酒精擦拭头颈、腋下、四肢，帮助散热，防止发生惊厥。

9. 急性扁桃体炎如何预防？

① 坚持母乳喂养。母乳中的免疫因子对提高孩子的免疫

力有重要作用。

② 合理添加辅食。在宝宝4～6个月时，可以逐渐添加米糊、蛋黄、稀粥等辅食。

③ 衣着适应气温变化。宝宝怕热，衣着不能过多，不仅季节交换时要及时增减，早中晚、室内室外、活动前后，都要根据宝宝的具体情况做出调整。

④ 积极锻炼。1岁以内的小宝宝，可以由家长带着进行必要的被动锻炼，如手臂操、翻身与爬行锻炼等。

⑤ 生活中注意搞好环境卫生，远离有害气体，室内应光线充足、空气流通、保持适宜的温度和湿度。

⑥ 有急性扁桃体炎者应注意隔离，以免传染给宝宝。

（李晓峰）

疱疹性咽峡炎

1. 什么是疱疹性咽峡炎？

疱疹性咽峡炎是一种由肠道病毒引起的以急性发热和咽峡部疱疹、溃疡为特征的疾病。本病以粪—口或呼吸道为主要传播途径，感染性较强，传播速度快，以夏、秋季为高发季节，一般病程为4~6天，重者可至2周。

2. 为什么宝宝容易得疱疹性咽峡炎？

宝宝之所以容易得疱疹性咽峡炎，主要是因为呼吸道屏障功能不足，呼吸道黏膜柔嫩，呼吸道分泌抵抗细菌、病毒的免疫物质不足，呼吸道纤毛运动比较弱，"自洁"功能差。另外，在病毒流行季节，宝宝们很容易交叉感染。

3. 哪些原因会导致宝宝患上疱疹性咽峡炎？

本病大多由柯萨奇A组病毒感染引起，也可由疱疹病毒、EB病毒、埃可病毒及肺炎支原体引起，偶尔由其他肠道病毒引起。其中，柯萨奇病毒引起的疱疹性咽峡炎传染性很强，流行也很快。当宝宝劳累过度、存在过敏体质、身体受凉或受某些物理、化学因素刺激，使身体免疫力低下时，病毒便会侵入体内，引发本病。

4. 如何判断宝宝得了疱疹性咽峡炎？

得了疱疹性咽峡炎的孩子可能会出现高热、流口水、食欲减退甚至拒食，年长儿会诉有喉咙痛，症状较重的宝宝还可能出现呕吐，高热不退时甚至会抽搐等。给宝宝检查时会发现其咽部红肿，可见大小不等的灰白色疱疹，周围绕以红晕，多见于扁桃体前部，也可见于软腭、扁桃体、悬雍垂、舌等部位，在以后的24小时内疱疹可能会破溃变为浅溃疡。

5. 疱疹性咽峡炎和手足口病有什么不同？这个病严重吗？

很多家长会问："这是不是手足口病啊？会不会很严重？"疱疹性咽峡炎和手足口病之间确实有很多相同之处，甚至连病原体都类似，有人戏称它们是"表兄弟"的关系。但是，疱疹性咽峡炎不是手足口病。首先，疱疹的位置不同。疱疹性咽峡炎只有口腔内有疱疹，而手足口病患儿的口腔、手、足、臀部甚至全身都有可能出现疱疹。其次，严重程度不同。疱疹性咽峡炎极少出现重症，而手足口病患儿会有一定比例转为重症，出现心肌炎、肺水肿、脑炎等并发症，甚至死亡。

绝大多数疱疹性咽峡炎患儿预后都很好，但是，部分患儿可因高热不退而诱发热性惊厥，或因拒食导致脱水，有的患儿也会并发脑炎、肺炎、心肌炎等。因此，对于疱疹性咽峡炎，家长们也不能掉以轻心。

6. 何时需要就医？

当宝宝出现高热，特别是高热持续24小时不退、用了退热药也难以退热时，应立即就医。另外，如果宝宝有频繁呕吐、尿量减少、呼吸急促、面色苍白、精神不振、烦躁不安、嗜睡甚至昏迷、抽搐等情况，也应尽快到医院就诊。

7. 医生会做什么？一般会有哪些检查？

医生会根据宝宝的症状、体征、流行病史以及相应的检查结果确诊病情，并给予相应的指导和治疗。

常见检查项目包括：

1）**血常规**　白细胞计数可能会增高，以淋巴细胞增高为主。

2）**病原学检测**　取咽部疱液或粪便，经组织培养或接种于乳鼠可得致病病毒，同时可取急性期和恢复期血清进行特殊的中和抗体、补体结合或血凝抑制试验。

3）**C反应蛋白、血沉等炎性指标**　一般不升高。

8. 疱疹性咽峡炎如何治疗？

疱疹性咽峡炎的一般病程为4～6天，重者可至2周。对于疱疹性咽峡炎，目前尚无特效疗法，主要是对症治疗。

① 如有高热和严重不适，可口服适量退热药。切忌通过多穿衣、多盖被来发汗降温，以免增加脱水，加重病情，诱发惊厥。

② 复方硼砂溶液、生理盐水或3%过氧化氢含漱，口服维生素B_2，或者使用西瓜霜、喉风散等喷剂，可加快口咽部溃疡的愈合。

③ 抗病毒口服液等中药对此病有一定效果。

④ 如果继发细菌感染，应给予抗菌药物治疗。

⑤ 当宝宝出现口唇黏膜干燥、尿少、烦躁不安等脱水表现时，应予静脉补液，纠正脱水。

9. 疱疹性咽峡炎的家庭养护要点有哪些？

① 注意卧床休息，保证充足睡眠，保持环境通风、安静。

② 让宝宝多饮温水，减少咽喉部刺激，增加尿量。

③ 清淡饮食，最好给予流质或半流质营养丰富的食物，忌食辛辣、刺激生食物。

10. 疱疹性咽峡炎如何预防？

① 目前尚无疱疹性咽峡炎的特效疫苗，因此，家长和儿童都应搞好个人卫生，勤洗手，多饮水，勤晒衣被。

② 本病流行期间，不宜带宝宝到空气流通差、人流量大的公共场所，避免接触感染者。

③ 注意居住环境卫生，经常通风，保持空气新鲜。

（李晓峰）

呼吸系统疾病

急性喉炎

1. 什么是急性喉炎？

急性喉炎是以声门区为主的喉黏膜急性炎症，常继发于急性鼻炎、鼻窦炎、咽炎等，也可单独发生。急性喉炎多在冬、春季发病，5岁以下的婴幼儿多见。

2. 哪些原因会导致宝宝患上急性喉炎？

病毒和细菌感染均可导致本病。常见的病毒有副流感病毒、流感病毒、腺病毒、呼吸道合胞病毒等，常见的细菌有金黄色葡萄球菌、肺炎链球菌等。麻疹、流感、百日咳、白喉等急性传染病也可并发本病。当宝宝有营养不良、抵抗力低下、过敏性体质以及上呼吸道慢性疾病时易诱发急性喉炎。有时孩子大喊大叫、剧烈咳嗽也可引起喉头水肿。

3. 如何判断宝宝得了急性喉炎？

急性喉炎以犬吠样咳嗽、声嘶、喉鸣、吸气性呼吸困难为特征。宝宝起病时多有发热、咳嗽、流涕等感冒症状，而且声音嘶哑，继续发展可出现典型的犬吠样咳嗽（咳嗽的声音是"喔—喔—喔—"样的，酷似小狗的叫声，听过一次就不会忘记），并且夜间加重，患儿常因呼吸困难而憋醒或不能入睡，这时声嘶、咳嗽更加明显，面色和口唇发绀，伴有烦躁不安，有时可以听到喉鸣音（发自喉部的哨样尖叫声）。

4. 这个病严重吗？

本病如不及时、有效治疗，病情可进行性加重。发生喉梗阻时，若不及时抢救，可危及患儿生命，患儿可因呼吸困难而窒息死亡。

5. 何时需要就医？

宝宝出现声音嘶哑或犬吠样咳嗽等特征性表现时，不论有没有发热，都要及时带宝宝到医院治疗，以便控制病情，使其不往严重的方向发展。一旦发现宝宝出现呼吸困难、口周发绀、面色苍白、烦躁不安，应立即送往医院急诊，以免延误抢救时机。

6. 医生会做什么？一般会有哪些检查？

医生会根据宝宝的临床表现进行诊断，还会与支气管异物、白喉、先天性喉软化症、喉痉挛等疾病进行鉴别，然后给予积极的治疗。

常见检查项目包括：

1）**血常规**　血常规检查有助于判断病原体，指导用药。

2）**血气分析**　判断机体是否存在酸碱平衡失调以及缺氧和缺氧的程度等。

7. 急性喉炎如何治疗？

急性喉炎起病急，病情进展快，如果得不到及时、有效的诊治，可出现严重并发症及后遗症，所以，一旦确诊应尽早给予治疗。

1）**一般治疗**　急性喉炎治疗的关键是尽快解除喉梗阻，保持呼吸道通畅，吸氧、吸痰，防止缺氧加重，严密观察患儿的生命体征。

2）**抗感染治疗**　由于本病起病急、进展快，一时难以判断是病毒感染还是细菌感染，所以一般都会给予全身抗生素治疗，常选青霉素、头孢菌素、大环内酯类抗生素。

3）**应用肾上腺皮质激素**　激素是治疗急性喉炎时减轻喉头水肿、缓解喉梗阻最有效的药物，是急性喉炎抢救时必不可少的药物，家长们不能因为顾忌激素的副作用而拒绝使用。

4）**对症治疗**　宝宝烦躁不安时可给予异丙嗪等镇静剂；发热时，应及时、合理地进行物理降温，或使用退热药物。

5）**气管切开**　如果经上述处理后仍有严重缺氧或Ⅲ度以

上的喉梗阻，应由耳鼻喉科医生及时进行气管切开。手术指征由医生掌握，家长要听取医生的专业建议，不要延误了抢救时机。

8. 急性喉炎的家庭养护要点有哪些？

① 保持室内空气新鲜，湿度、温度要适宜。

② 卧床休息，让宝宝呈平卧或半卧位，保持安静，减少活动，避免大声说话和喊叫。

③ 多饮水，饮食以流质或半流质的易消化食物为主，忌食刺激性食物。

9. 急性喉炎如何预防？

① 急性喉炎常继发于急性鼻炎、咽炎，当宝宝罹患鼻炎、咽炎时应积极治疗，避免炎症进展。

② 保证正常、规律的作息，加强营养，锻炼身体，增强机体抵抗力，避免受凉感冒。

③ 宝宝存在营养不良、抵抗力低下、过敏性体质以及上呼吸道慢性疾病时，应积极治疗或矫正。

（李晓峰）

急性支气管炎

1. 什么是急性支气管炎？

急性支气管炎是病原体感染所致的支气管黏膜炎症，又称急性气管支气管炎，属于下呼吸道感染的范畴。急性支气管炎是婴幼儿时期的常见病、多发病，一年四季均可发病，冬、春季节多见。本病往往继发于上呼吸道感染，也常为肺炎的早期表现。

2. 为什么宝宝容易得急性支气管炎？

婴幼儿的气管、支气管比成人短且狭窄，黏膜柔嫩，血管丰富，含有丰富的黏液腺，支气管壁缺乏弹力组织，支撑作用薄弱，软骨柔软，而且呼吸道的特异性和非特异性免疫功能都差。上述特点使得小儿容易发生下呼吸道感染。

3. 哪些原因会导致宝宝患上急性支气管炎？

急性支气管炎主要为感染所致，能引起上呼吸道感染的病原体都可引起支气管炎，病原体大多为病毒，也可为细菌或肺炎支原体，或为混合感染。常见病毒有流感病毒、副流感病毒、腺病毒以及呼吸道合胞病毒等。病毒感染后可继发细菌感染，较常见的细菌有肺炎球菌、β溶血性链球菌A组、葡萄球菌及流感嗜血杆菌等，肺炎支原体也不少见。环境污染、经常接触有毒气体也可刺激支气管黏膜引发炎症。免疫功能低下、特异性体质、营养不良、佝偻病和先天性支气管局部结构异常等均为本病的危险因素。

4. 如何判断宝宝得了急性支气管炎？

急性支气管炎以咳嗽为主要症状，并伴有上呼吸道感染症状。本病初起大多为干咳，后转为有痰的湿性咳嗽，黏痰多且难以咯出（年龄小的宝宝不会咳痰，多吞入消化道），咳嗽严重时还易引起呕吐。一般无发热，但婴幼儿可有发热、气促。有家族史或特异体质的孩子可能会出现不同程度的喘息。肺部听诊一般无异常，可有少许干性啰音或散在性湿啰音。胸部X线检查提示肺部纹理增粗。

5. 这个病严重吗？

儿童急性支气管炎的病程为5～10天，多数患儿随着咳嗽的逐渐减轻、痰液稀释而痊愈，少数患儿因处理不及时、护理不当或治疗不彻底而致慢性支气管炎或发展成肺炎。

6. 何时需要就医？

孩子在家咳嗽超过3天就应该看医生。如果宝宝咳嗽较重、呼吸急促甚至气喘，伴有高热、精神萎靡或者拒食，则应立即带宝宝到医院就诊。

7. 医生会做什么？一般会有哪些检查？

医生会根据宝宝的具体情况进行体格检查，询问病史，必要时做血液、痰液检查或者胸片检查，以确诊病情，然后根据病情给予相应的治疗。

常见检查项目包括：

1）**血常规** 病毒感染者，白细胞计数正常或偏低，中性粒细胞减少，淋巴细胞计数相对增高。细菌感染者，白细胞计数可增高，中性粒细胞增高。

2）**病原学检查** 病毒分离和血清学检查等可明确病原，有助于做出早期诊断。在使用抗菌药物前进行咽拭子培养可发现致病菌。

3）**胸部X线检查** 常见两肺纹理增多、增粗。但因X线有辐射性，除非要与肺炎、支气管异物、肿瘤压迫等疾病进行鉴别，一般不用做X线检查。

8. 急性支气管炎如何治疗？

1）一般治疗 注意休息，保持良好的周围环境，经常变换体位，多喝水，补充维生素C。

2）抗感染治疗 由于急性支气管炎的病原体大多为病毒，所以一般不需要使用抗生素。怀疑有细菌感染的可能时，根据可能感染的细菌选择合适的抗菌药物。如果是支原体感染，则应使用大环内酯类抗生素。

3）对症治疗

① 化痰止咳：可用复方甘草合剂、急支糖浆或氨溴索等。如果宝宝痰液黏稠，可用10%氯化铵，高渗盐水雾化吸入有助于排痰。避免使用咳必清或含有阿片、可待因等成分的镇咳药物，以免抑制咳嗽反射，影响痰液排出。痰液过多、过稠，不易咯出，且堵住呼吸道，宝宝面色发灰时，应立即进行吸痰、吸氧处理。

② 止喘：如果宝宝喘憋严重，可雾化吸入喘乐宁等β受体激动剂，或口服氨茶碱。喘息严重的，可短期使用糖皮质激素，如口服泼尼松3～5天。

③ 抗过敏：使用抗过敏药物，如富马酸酮替芬、马来酸氯苯那敏（扑尔敏）、盐酸西替利嗪、地氯雷他定等，可缓解支气管炎症性分泌和支气管痉挛。

9. 急性支气管炎的家庭养护要点有哪些？

①适当通风换气，保持室内空气新鲜，同时避免受凉。

②对于痰液多、咳嗽无力的患儿，最好采用半卧位，经常翻身、拍背，以利于痰液排出。

③患儿发热期间，饮食宜清淡、易消化、高营养，建议少量多餐，并鼓励多饮水。

④注意保持患儿的口腔卫生。

10. 急性支气管炎如何预防？

①加强体育锻炼，按时预防接种，增强抵抗力。

②提倡母乳喂养，积极防治佝偻病、营养不良、贫血及各种传染病。

③呼吸道疾病流行期间，避免去人多拥挤的公共场所，以免交叉感染。

④保持居室空气新鲜，避免烟等有害气体的不良刺激。

（李晓峰）

肺炎

1. 什么是小儿肺炎？

小儿肺炎是婴幼儿时期常见的下呼吸道炎症性疾病，是由病原体感染或吸入羊水及油类和过敏反应等因素所导致的肺部炎症。北方地区以冬、春季多见，南方地区在夏天发病较多。

2. 为什么宝宝容易得肺炎？

婴幼儿时期，气管、支气管管腔狭窄，黏液分泌少，纤毛运动差，肺弹力组织发育差，血管丰富易于充血，间质发育旺盛，肺泡数少，肺含气量少，易被黏液所阻塞。所以，婴幼儿容易得肺炎。另外，这个年龄段的宝宝免疫功能尚未充分发展，容易发生传染病、营养不良、佝偻病等疾患，这不但使婴幼儿容易得肺炎，而且得病后病情往往比较重。

3. 小儿肺炎有哪些种类？

小儿肺炎绝大多数是感染性的。根据病原体的不同，小儿肺炎可分为细菌性肺炎、病毒性肺炎、支原体肺炎、衣原体肺炎、真菌性肺炎等。根据病程的不同，小儿肺炎可分为急性肺炎（病程＜1个月）、迁延性肺炎（病程1～3个月）和慢性肺炎（病程＞3个月）。根据病情的不同，小儿肺炎可大致分为轻症肺炎和重症肺炎。根据病理改变的不同，小儿肺炎可分为大叶性肺炎、小叶性肺炎和间质性肺炎。小儿肺炎最常见的病理类型为支气管肺炎，包括小叶性肺炎和间质性肺炎。

4. 如何判断宝宝得了肺炎？

小儿肺炎的主要临床表现是发热、咳嗽、气促。肺炎的发病可急可缓，一般多在感冒数天后发病。最先见到的症状是发热或咳嗽，体温一般为38～39℃。身体弱的小婴儿可不发热甚至体温低于正常，可有咳嗽、呛奶或奶汁从鼻中溢出等情况。得了肺炎的宝宝普遍食欲不好，精神差，烦闹，睡眠不安。重症患儿可出现鼻翼扇动、口周发紫等呼吸困难症状，甚至出现呼吸衰竭、心力衰竭。部分患儿还可出现呕吐、腹胀、腹泻等消化系统症状。

5. 这个病严重吗？

肺炎是导致婴幼儿死亡的主要原因之一。年龄越小，肺炎的发生率和病死率越高，尤其是早产儿和低出生体重儿。如果患儿年龄小、机体免疫力差、感染病原体的数量大、病原体毒力强、病原体对抗生素不敏感或者肺部炎症没能及时控制，则有可能发生呼吸衰竭、心力衰竭、中毒性脑病、中毒性肠麻痹、脓气胸等严重并发症。

6. 何时需要就医？

宝宝轻度咳嗽3天以上就应该到医院就诊。如果发现孩子存在发热、咳嗽、气促以及面色苍白、呼吸困难、口唇发紫、心率显著增快、精神不振、高热不退等情况，则应立即带孩子到医院诊治。

7. 医生会做什么？一般会有哪些检查？

医生会根据病史、临床表现、体征以及相应的检查结果，确诊肺炎并判断病情轻重，然后给予积极的治疗。

常见检查项目包括：

1）**血常规** 细菌性肺炎时，白细胞计数通常增高，中性粒细胞比例增高。重症金黄色葡萄球菌肺炎和流感杆菌肺炎，有时白细胞总数反而减低。病毒性肺炎的白细胞计数常为正常或减少，淋巴细胞比例正常或增高。

2）**C反应蛋白** 在细菌性感染、败血症时，C反应蛋白的值上升，上升的程度与感染的严重程度成正比。病毒及支原体感染时，C反应蛋白通常不增高。

3）**病原学检查** 包括直接涂片镜检和细菌分离鉴定。标本可以是痰、咽拭子、胸腔积液、肺泡灌洗液等。病原分离是最可靠的方法。也可以做细菌或病毒抗原检测、核酸检测以及抗体检测。

4）**胸部X线检查** 早期可见肺纹理增强，以后可见双肺中下野有大小不等的斑片状浸润，或融合成片状阴影，常并发肺气肿、肺不张。

8. 小儿肺炎如何治疗？

小儿肺炎的治疗多采取综合疗法，以改善通气、有效控制炎症、避免并发症为原则。

1）**一般治疗** 保持病房空气流通，室温维持于20℃，湿度60%左右，给予易消化、富含营养的食物，少量多餐，经常翻身、拍背。

2）**抗感染治疗** 细菌感染或者病毒继发细菌感染时，必须用抗生素。原则上选用敏感、副作用小的抗生素。抗生素要早期、足量、足疗程使用，必要时联合使用。疗程应持续到体温正常后5~7天，临床症状消失后3天。支原体肺炎至少用药2~3周，金黄色葡萄球菌肺炎疗程不少于6周。对于病毒感染者，目前尚无理想的抗病毒药物，临床常用的有干扰素、利巴韦林等。

3）**对症治疗** 如果有缺氧表现，可予吸氧。可口服祛痰药物。如果痰液黏稠、不易咯出，可使用雾化疗法。

4）激素治疗　对于重症肺炎或感染中毒症状明显者，可适量使用激素治疗。

9. 小儿肺炎的家庭养护要点有哪些？

① 保证患儿的休息。保持居室环境整洁，让宝宝安静卧床休息。如果宝宝得不到休息，体内缺氧往往更严重。烦躁不安、体力消耗增加，不利于健康的恢复。

② 保持空气新鲜。室内一般每天至少通风2～3次，每次20分钟。通风时注意门窗角度，避免过堂风使宝宝受凉。室温保持在18～22℃，湿度保持在55%～60%。冬天气候干燥，室内可放置加湿器，并让宝宝少量多次饮水，保持体内必要的水分，防止痰液干燥。

③ 保持呼吸道通畅。鼓励宝宝进行有效咳嗽，家长可用空心掌由下向上、由外向内轻叩宝宝背部，边拍边鼓励他咳嗽。年龄较小的宝宝睡觉时，家长要注意经常帮他变换体位，帮他翻身，也可以经常抱一抱，拍拍背。

④ 补充营养。要给宝宝供应高热量、高蛋白、高维生素、易消化的流质、半流质食物，如蛋羹、粥、面条、鱼汤等。对于小宝宝，如果是母乳喂养，应当坚持；如果是人工喂养，可将牛奶煮开，根据奶量加1/4或1/5的水，喂奶前将宝宝鼻腔内的鼻涕轻擦干净，以免因鼻腔堵塞影响吸吮。

⑤ 对于发热的宝宝，要定时测体温，及时采取降温措施。

⑥ 警惕并发症的发生。严密观察患儿的情况，及时发现病情变化，如果发现循环、神经及消化系统的变化，应及时通知医生。

10. 小儿肺炎如何预防？

① 防治佝偻病、贫血及营养不良等是预防重症肺炎的关键。提倡母乳喂养，及时增添辅食，培养良好的饮食、卫生习惯，多晒太阳。预防上呼吸道感染，注意加强锻炼，可根据年龄选择适当的锻炼方法，以提高机体的耐寒能力。户外活动时，注意随气候变化适当增减衣物。室温不宜过高或过低。

② 膳食应合理搭配，注意补充蛋白质，多吃蔬菜、水果等富含维生素的食物。

③ 避免感染。有呼吸道疾病流行时，不要带宝宝到人多的公共场所去。尽可能避免接触呼吸道感染的病人。家里有人患感冒时，不要与孩子接触，对于存在免疫缺陷性疾病或应用免疫抑制药的婴儿更要注意。

④ 接种疫苗。肺炎链球菌多糖疫苗可有效预防侵袭性肺炎链球菌感染。肺炎支原体灭活疫苗及减毒活疫苗的应用正处于研究阶段。

（李晓峰）

支气管哮喘

1. 什么是支气管哮喘？

支气管哮喘是小儿常见的一种呼吸道变态反应性疾病。本病大多始发于4～5岁以前，一年四季均可发病，以冬、春季发病最多，其发病率近年来呈持续上升趋势。

2. 为什么宝宝容易得支气管哮喘？

遗传过敏体质在本病的发生中至关重要。多数患儿有婴儿期湿疹、过敏性鼻炎、过敏性结膜炎、食物或药物过敏等病史，约20%的患儿有明确的家族史。部分患儿伴有轻度的免疫缺陷性疾病。

3. 哪些原因会导致哮喘宝宝发病？

哮喘宝宝常因多种环境因素而发病，比如呼吸道感染病原体及其毒素的刺激、寒冷刺激、花粉和尘螨等致敏原的吸入、海产品等致敏食物的摄入、剧烈运动、情绪激动等。

4. 哮喘发作时有什么表现？如何判断宝宝得了支气管哮喘？

支气管哮喘有反复发作的特点。发作时，起病急，以夜间和清晨为重。发作前可有流鼻涕、打喷嚏、鼻眼痒等过敏症状，可以有干咳或呛咳。发作时突发喘息，可听到明显的喘鸣音，伴有胸闷、呼吸困难，严重时宝宝呈端坐呼吸，烦躁不安，大汗淋漓，如果宝宝面色青灰，鼻翼扇动、口唇、指甲发绀，往往表示疾病危重，应积极处理。症状可经治疗或自行缓解。发作间歇期可无任何症状和体征，表现如正常儿童，或者仅表现为过敏性鼻炎和咽炎。

5. 这个病严重吗？

如果哮喘没有得到有效控制而反复发作，可能会引起儿童营养障碍，妨碍宝宝的生长发育，影响宝宝的生活质量和学业，甚至可能导致肺气肿等并发症。严重发作而未及时处理，可能会出现睡眠不能平卧、精神焦虑、意识模糊、呼吸困难，甚至呼吸衰竭而危及生命。

6. 儿童哮喘可以治愈吗？

答案是肯定的。只要诊断及时、治疗得当，儿童哮喘完全有可能痊愈，即只要按照医生的方法进行最合理的治疗，宝宝可以在哮喘得到控制后逐渐减药甚至停药。但是父母一定要注意，哮喘是一种慢性呼吸道疾病，极易反复发作，需要长期、细致的护理和治疗。

7. 何时需要就医？

孩子喘息发作超过3次，就应带其到儿童呼吸专科门诊就诊，看宝宝是否患有哮喘。一旦确诊为哮喘，就应根据医生的建议，启动哮喘的规律治疗。需要指出的是，哮喘是一种慢性疾病，不可能通过一次治疗而痊愈，需要定期复诊，根据哮喘的控制情况调整治疗方案。

8. 医生会做什么？一般会有哪些检查？

医生会根据宝宝的发作史、过敏史、家族史以及发作时的临床表现和体征判断是否是哮喘，并根据哮喘的严重程度，结合宝宝的自身特点，制订个性化的哮喘治疗和管理方案。

常见检查项目包括：

1）**血常规** 红细胞、血红蛋白、白细胞总数及中性粒细胞一般均正常，如果合并了细菌感染，后两者均增加。

2）**嗜酸细胞计数** 哮喘患儿血中嗜酸细胞计数大多超过300×10^6/升。痰液检查也可发现嗜酸细胞增多。

3）**胸部X线检查** 哮喘患儿应摄片检查以排除肺实质病变、气管异物、呼吸系统先天异常等疾病。哮喘缓解期X线检查结果大多正常，发作期多呈肺气肿表现。

4）**过敏原检测** 常用的有皮肤试验和血清特异性IgE测定。

5）**肺功能检查** 主要用于5岁以上的患儿，对估计哮喘严重程度和判断疗效有重要意义。结合支气管激发试验和支气管舒张试验，可以观察气道反应性。

6）**血气分析** 血气分析是测量哮喘病情的重要实验室检查，特别是对合并低氧血症和高碳酸血症的严重病例，可用来指导治疗。

7）**呼出气一氧化氮（FeNO）浓度测定** 本项目在儿童哮喘诊断和病情监测中发挥着一定的作用。

9. 支气管哮喘如何治疗？

哮喘治疗越早越好，治疗原则是持续、规范、个体化。

急性发作期，要快速缓解症状，治疗方法包括平喘、抗炎等。慢性持续期和临床缓解期，要防止症状加重和预防复发，主要措施包括避免触发因素、抗炎、降低气道高反应性、防止气道重塑，并做好自我管理。

雾化吸入是目前公认的治疗哮喘的有效方法。吸入型糖皮质激素（ICS）是哮喘长期控制的首选药物，也是目前最有效的抗炎药物，优点是通过吸入，药物直接作用于气道黏膜，局部抗炎作用强，全身不良反应少。通常需要长期、规范吸入1～3年才能起到预防作用。目前，临床上常用的吸入型糖皮质激素有布地奈德、丙酸氟替卡松和丙酸倍氯米松。每3个月应评估一次病情，以决定升级治疗、维持目前治疗或降级治疗。采用吸入ICS治疗，宝宝的病情未能得到满意控制时，应及时联系医生，检查吸入方法以及吸入的药物剂量是否得当。

病情较重的急性病例，或哮喘慢性持续期长期使用高剂量ICS加吸入型长效β_2受体激动剂及其他控制药物疗效欠佳者，可考虑使用全身性糖皮质激素。

10. 支气管哮喘的家庭养护要点有哪些？

① 家长要为孩子建立一份"病案"，通过细致观察，把孩子每次哮喘发作的时间、地点、轻重程度和发病当天的天气情况、周围环境情况等记录下来。及时和医生沟通孩子的病情变化，在病情稳定的情况下每2周复诊一次，以便及时调

整治疗方案，保证孩子病情的长期稳定。

② 为孩子创造安静、舒适的生活环境，以利于休息和缓解恐惧心理。

③ 要注意评估家庭和生活环境中的过敏原，尽可能避免接触过敏原，祛除诱因。

④ 根据病情控制活动量。在孩子活动前后，观察其呼吸情况，如果有气促，应立即停止运动，必要时吸氧。

11. 支气管哮喘如何预防？

① 忌剧烈活动和情绪激动，避免过度劳累，保证充足的睡眠。

② 预防呼吸道感染，消除口咽部病灶。

③ 减少与冷空气接触。

④ 注意饮食和环境卫生，尽量避免接触过敏原。

⑤ 忌被动吸烟。

⑥ 推荐自然分娩，提倡母乳喂养。

⑦ 1岁以内的宝宝尽量避免使用广谱抗生素和对乙酰氨基酚（扑热息痛）。

（李晓峰）

延伸阅读

1. 孩子三天两头感冒究竟是怎么回事？

　　首先，这个"三天两头"有没有具体的时间和次数？在医学上，呼吸道感染频繁发作的情况被称为"反复呼吸道感染"。而儿童反复呼吸道感染的诊断是有严格标准的，不是说感冒多了就是反复呼吸道感染。反复呼吸道感染的观察期是以"年"来计算的，具体的标准：年龄在0～2岁的儿童，每年上呼吸道感染7次或下呼吸道感染3次；3～5岁的儿童，每年上呼吸道感染6次或下呼吸道感染2次；6～12岁的儿童，每年上呼吸道感染5次或下呼吸道感染2次。同时，2次呼吸道感染的间隔时间至少在7天以上。此外，上呼吸道感染次数不够，可加下呼吸道感染，反之不可。符合上述标准才能诊断为反复呼吸道感染。因此，家长应认真做好病情记录，医生询问病史时，如果家长只是说"大概吧""差不多吧"，而不能确切回答，实际上对孩子的诊断和治疗是不利的。

　　儿童反复呼吸道感染多为先天性因素，或机体免疫功能低下，或微量元素和维生素缺乏，或喂养方式不当，以及遗传、护理、居住环境等多种因素综合作用的结果。若治疗不当，会导致哮喘、心肌炎、肾炎等疾病，严重影响宝宝生长发育与身体健康。一旦诊断成立，应尽快详细查找病因，这至关重要。

呼吸系统疾病

2.孩子经常喉咙发炎，到底该不该切掉扁桃体？多大的孩子可以切？

扁桃体是淋巴系统的一部分，是人体免疫系统的重要组成部分，它在孩子身上起着帮助整个免疫系统成长和刺激抗体产生的作用，可以增强身体的免疫功能，所以，扁桃体是对人体有保护作用的，是人体抵抗呼吸道疾病的"第一道防线"。一旦这道防线被攻破，就会给人体带来许多危害。比如当孩子感冒、发烧的时候，扁桃体常常会发炎，如果扁桃体经常发炎，就会妨碍毒素排出，容易形成"病灶"。这种扁桃体"病灶"还可以引起许多全身性疾病，如风湿热、肾小球肾炎、风湿性心脏病、风湿性关节炎等。

目前，医学界对扁桃体切除的意见、标准并不完全一致。一般有下列情况的儿童可以考虑扁桃体切除：①每年都有超过5次的扁桃体发炎；②睡觉时会影响呼吸，如打呼噜、张口呼吸、呼吸不畅；③有扁桃体周围脓肿病史；④扁桃体炎合并其他疾病，如风湿热、风湿性心脏病、风湿性关节炎或肾炎；⑤扁桃体长有肿瘤，不管是良性肿瘤还是恶性肿瘤。需要注意的是，扁桃体炎的急性发作期以及有凝血功能问题的孩子不宜手术。

扁桃体切除术严格来说是没有什么年龄限制的，超过一岁半就可以做了，但是耳鼻喉科医生一般建议8岁以上的孩子做这个手术。值得提醒家长的是，切除扁桃体虽然只是个小手术，但毕竟还是有风险的，在决定是否手术时一定要听取专科医生的建议，持慎重的态度。

3. 孩子咳嗽得厉害，能不能给他吃点镇咳药？需不需吃消炎药？

咳嗽本质上是机体的一种保护性反射，为的是清除气道分泌物和排痰。由于生理和病理方面的差别，与成人不同，大约70%的儿童咳嗽都是伴有痰液的，而且小儿呼吸系统尚未发育完全，咳嗽反射及纤毛运动功能差，难以有效清除气道分泌物，无法像成人那样将痰液有效咳出。如果给予镇咳药，咳嗽受到抑制，痰液便更难排出，甚至会堵塞呼吸道，加重病情。当然，剧烈的干咳是可以使用镇咳药的。如果咳嗽已经严重到影响孩子的睡眠和日常生活，那么无论有没有痰，都可以考虑在医生的指导下适当吃些镇咳药。

呼吸道感染、过敏，以及冷空气、烟尘、异物刺激等均可引起小儿咳嗽。如果不是感染所致的咳嗽而使用了消炎药（也就是抗生素），不仅对治疗无益，还常会产生耐药和胃肠道反应、肝肾功能损伤等副作用。所以，家长一定要经医生确认后才可使用消炎药来治疗小儿咳嗽。同时，有些孩子咳嗽时常伴有鼻塞、流涕等症状，这时鼻炎、鼻窦炎的急性发作可能是其咳嗽的主要原因，对于这些孩子，除了使用抗生素，使用一些含有减充血剂"伪麻黄碱"成分的复方制剂，有助于缓解各种卡他症状。

4. 孩子可不可以吃大人的止咳药？中药止咳药是不是副作用少一些？

某些家长认为药物都是通用的，只要简单地将用药量减小就可以给孩子吃了。这样做是非常有害的。孩子和大人的区别不光表现在个头和体重上，更有诸多生理、病理方面的差别。一些成人药品的成分是禁用或慎用于儿童的，因为小儿肝、肾等脏器发育不完善，酶系统发育不完全，对药物的代谢能力差，盲目使用成人药品很容易发生各种不良反应。

中医认为咳嗽有外感咳嗽与内伤咳嗽之分，而外感咳嗽又分为风寒咳嗽和风热咳嗽，不同类型的咳嗽在用药上是完全不同的。但是，小儿咳嗽比成人咳嗽更加难以辨证，而且孩子的身体承受力也比成人差，另外中药也有不良反应，所以孩子咳嗽不要随便服用中药。如果一定要吃中药，请到中医院儿科等专科门诊就诊。

5. 孩子发烧了该怎么办？

发热本身是机体的一种防御反应，可以使机体的吞噬细胞活性增强，促进抗体生成，使白细胞内酶的活性和肝脏的解毒功能增强，产生干扰素等免疫物质，增强机体免疫功能，杀灭病毒、细菌等病原体，促进疾病痊愈。因此，低到中度发热、一般情况良好时，不必急于退烧。但是，如果孩子发热过久或持续高热不退，则可能对机体产生一定的危害，此时应尽快进行物理降温，可适当口服布洛芬或对乙酰氨基酚等退热药，并及时就医。

6. 宝宝的脖子、耳后可以摸到一些黄豆大小的小疙瘩，是淋巴结吗？是遗传的吗？严重吗？

是淋巴结。颈部淋巴结肿大是婴幼儿时期常见的体征，常由呼吸道感染继发引起，与遗传无关。淋巴系统是负责机体免疫力、抵抗疾病的，淋巴结肿大常意味着感染，但与病情的严重程度、病菌的感染力等没有正相关的关系，普通感冒也能引起淋巴结肿大。有时宝宝得病已经好了，但还是能摸到淋巴结，甚至持续很长时间，这是因为肿大的淋巴结并不都是随着疾病的好转而逐渐消退的。如果宝宝体弱多病，颈部淋巴结可能持续肿大数年，甚至有逐渐增大的趋势。

如果宝宝没有不适的感觉，肿大的淋巴结活动性好，表面光滑柔软、无触痛，可不予任何处理，继续观察即可。如果家长实在不放心，可以带孩子去看医生，千万不要乱吃抗生素。倘若肿大的淋巴结在短期内迅速增大，表面潮红，触痛明显，常提示有严重的感染或者淋巴结本身炎症明显，需要立即就医。

消化系统疾病

腹泻

1. 什么是小儿腹泻？

小儿腹泻又称腹泻病，是多病原、多因素引起的以腹泻为主要表现的一组疾病。主要特点为大便次数增多和性状改变，可伴有发热、呕吐、腹痛等症状以及不同程度的水、电解质、酸碱平衡紊乱。腹泻是2岁以下婴幼儿常见的疾病之一，以夏、秋季多见。

2. 为什么宝宝容易腹泻？

首先，宝宝生长发育迅速，身体所需要的营养和热能多，而其消化器官尚未发育成熟，分泌的消化酶较少，消化能力较弱，所以易致腹泻。其次，小儿神经系统对胃肠的调节功能较差，饮食稍有改变而宝宝不适应，或者短时间内添加的食物种类太多，或者一次喂得太多，或者突然断奶，或者饮食不当（如吃了不易消化的蛋白质食物），或者气温低身体受凉加快了肠蠕动，或者天太热消化液分泌减少，以及秋天温差大腹部受凉等，都可引起腹泻。还有，宝宝的全身及胃肠道免疫力均较弱，喂养不洁可引起消化道感染或者呼吸道感染，从而导致腹泻。

3. 小儿腹泻有哪几类？

临床上对于小儿腹泻有几种分类方法：根据病情严重程度可分为轻型腹泻（仅有胃肠道症状，全身症状不明显）和重型腹泻（除有严重的胃肠道症状外，还伴有重度的水、电解质及酸碱平衡紊乱和明显的全身中毒症状）；根据病程可分为急性腹泻（病程＜2周）、迁延性腹泻（病程2周~2月）和慢性腹泻（病程＞2月）；根据病因可分为感染性腹泻（细菌、病毒、寄生虫、真菌等引起）和非感染性腹泻（以喂养不当、过敏和气候变化为主要原因，还有一些是由身体其他系统的感染所引起的伴随症状）。感染性腹泻在夏季一般以细菌感染为主，常见的有痢疾杆菌和致病性大肠杆菌等；而在秋、冬季，以病毒性肠炎多见，尤以轮状病毒、诺如病毒为主。

4. 如何判断宝宝得了腹泻？

如果宝宝大便次数比平时明显增多，每天数次至数十次，或者大便性状改变，呈水样，有的还带有脓血、黏液，常伴呕吐、发热、腹胀、烦躁不安，这就是腹泻了。当然，同时还要注意大便的量，如果量过多也要考虑腹泻的可能。

5. 这个病严重吗？

急性重型腹泻由于水泻明显，会丢失大量的水分和电解质，容易引起脱水和电解质、酸碱平衡紊乱，严重时会导致休克、心肺肾功能衰竭等并发症。而慢性或迁延性腹泻由于存在长时间的肠道营养吸收不良，可能导致宝宝营养不良、生长发育障碍等。

6. 何时需要就医？

轻型腹泻有些是不需要治疗的，但如果3天内腹泻不见好转或者出现频繁大量水泻就需要就医。如果孩子的腹泻症状更加严重，如腹泻次数进一步增加，出现发热，大便中有脓、血，或出现了口渴、烦躁、尿少色深、眼窝轻度下陷、皮肤干燥等脱水症状，家长就要及时带孩子去医院就诊。如果孩子出现极度口渴、眼窝明显凹陷、神志不清、手脚冰凉、小便极少甚至几乎没有，这已经是重度脱水了，必须争分夺秒地将孩子送到医院诊治。

7. 医生会做什么？

医生会根据发病季节、病史、临床表现和大便情况（医生会询问宝宝大便的颜色、次数、每次的量、性状等）做出临床诊断，同时判定有无脱水（性质和程度）、电解质紊乱和酸碱失衡，并且会注意寻找病因，建议做相关检查，针对不同病因给予不同的治疗。

8. 一般会有哪些检查？

小儿腹泻通常可根据发病季节、病史、临床表现及大便性状做出初步诊断，但病因往往不明确。如果症状严重或持续，可行便常规、便培养、便涂片、便病毒抗原检测等来检测病原体。

需要提醒的是，平时最好在家中备上一个医院化验大便常规使用的便盒。留取大便样本时最好不要刮取尿布上的大便，留取大便后需要在2小时内送检。

9. 小儿腹泻如何治疗？

小儿腹泻的治疗原则：继续进食，合理调配，维持营养；迅速纠正水、电解质平衡紊乱；控制肠道内外感染；对症治疗、加强护理，防治并发症；避免滥用抗生素。

具体治疗方法包括：

1）**饮食治疗** 继续饮食，以满足生理需要，补充疾病消耗，但应根据个体情况进行合理调整。母乳喂养者继续母乳喂养，人工喂养者可喂米汤或稀释的牛奶或其他代乳品。严重呕吐者可禁食4～6小时（不禁水），待好转后继续喂食。腹泻停止后继续给予营养丰富的饮食。

2）**液体疗法**　从腹泻一开始就给宝宝口服足够的液体以预防脱水。建议在每次稀便后补充一定量的液体，直到腹泻停止。轻中度脱水、无严重呕吐者可口服世界卫生组织推荐的口服补液盐（ORS），但新生儿或有明显呕吐、腹胀、休克、心肾功能不全或其他严重并发症的患儿不宜使用口服补液盐。中重度脱水者需要给予静脉补液，同时要注意纠正电解质、酸碱平衡紊乱。

3）**抗感染治疗**　病毒性肠炎以及非侵袭性细菌所导致的肠炎不需要使用抗生素。细菌性肠炎，根据病原体选择抗生素，或根据药敏试验结果进行调整。真菌性肠炎，停用抗生素，口服制霉菌素。

4）**对症治疗**

① 保护肠黏膜：蒙脱石散剂，小于1岁，每次1克；1～2岁，每次2克；2岁以上，每次3克。冲水口服，每日3次。蒙脱石散剂可以吸附病原体，促进肠黏膜修复，可用于水样便的治疗。需要指出的是，蒙脱石散剂不是止泻药，而且小儿腹泻也不宜使用止泻药，否则会不利于细菌、病毒的排出，而其分泌的毒素会被人体吸收，造成不良的后果。

② 重建肠道微生态：双歧杆菌、布拉氏酵母菌、复方乳酸菌营养剂等，可以促进肠道正常菌群的重建，还可以帮助

消化一些蛋白质、糖、脂肪，并且具有免疫调节功能。

③ 补锌：世界卫生组织建议，无论孩子是急性腹泻还是慢性腹泻，都应适当补锌。锌是人体各种酶的重要合成原料，可以提高肠道消化能力，增强免疫功能，防止腹泻复发，改善食欲，促进孩子的生长发育。大于6个月的患儿，每天补充元素锌20毫克；小于6个月的患儿，每天补充元素锌10毫克，共10～14天。

④ 其他：可用胃酶合剂、多酶片等助消化。呕吐频繁者可用吗丁啉止吐。腹胀明显者，应明确原因后对症处理，可用肛管排气法。

5）**迁延性、慢性腹泻的治疗**　除针对病因治疗外，关键在于改善患儿的营养状态，并且要注意维生素及各种矿物质的补充。

10. 小儿腹泻的家庭养护要点是什么？

① 感染性腹泻患儿应注意隔离，家长在每次喂奶前、换尿布后一定要洗手，防止交叉感染。

② 调整饮食是腹泻的主要治疗措施之一。母乳喂养儿，可继续母乳喂养（除非腹泻严重），母亲应尽量少吃油腻食物，多饮水，缩短每次哺乳时间，以减轻患儿的胃肠道负担。人工喂养儿，由于急性腹泻多继发乳糖不耐受，乳糖不耐受会使腹泻加剧或迁延，所以应尽早使用无乳糖配方奶

粉，不推荐使用蛋白水解奶粉或氨基酸配方奶粉，因为会对小儿铁吸收以及营养支持有所影响。注意饮食中不要加太多的糖，以免发酵胀气，也不宜加蜂蜜，因为蜂蜜有轻泻作用。吐泻严重的患儿，暂时禁食6～8小时，呕吐停止后可给以口服补液盐。病前增加的辅食，如面包、鸡蛋、肉松等应停吃，应选择米粥等以淀粉为主的食品，以利于消化吸收。腹泻停止后，需慢慢增加非母乳性食品的量。

③ 注意臀部护理，防治尿布疹和臀部感染。腹泻患儿大便次数增多，应勤换尿布，每次大便后用温水清洗臀部（女孩应自前向后冲洗），然后用软布吸干。可涂以鞣酸软膏或复方硫酸锌软膏，防止产生红臀。如果已经出现红臀，皮肤破损或糜烂，可涂以红霉素软膏。

④ 腹泻患儿有时会因较长时间使用抗生素而发生鹅口疮，所以要多喂开水以清洁口腔。有呕吐时，可用棉花蘸温开水轻擦口腔。已发生鹅口疮者，可在患处涂以制霉菌素。

⑤ 注意腹部保暖，以免受凉后肠蠕动加快而加重腹泻。

⑥ 缓解肠痉挛，减轻腹痛。可用热水袋热敷或让宝宝喝热饮料，也可以用温手揉摸腹部。

11. 小儿腹泻如何预防？

① 注意清洁卫生。衣被、用具要勤换勤洗；父母外出归来应先脱去外衣，洗净脸和手再抱孩子或和他玩耍；孩子的

玩具应经常清洗消毒。

② 增强孩子的抵抗力。强调母乳喂养；让孩子适当做一些户外运动，这既可锻炼身体又可增强孩子适应外界环境变化的能力。

③ 在易发季节要注意避免感染。秋季轮状病毒肠炎高发，应少带孩子到人多的地方，避免接触传染；注意空气流通，保持室内空气清新。

④ 饮食卫生不能忘。饮食要有充分的营养；要培养孩子良好的饮食卫生习惯，不干净的东西不吃，吃东西前要洗手；父母应妥善保管食物。

（李晓峰）

消化系统疾病

便秘

1. 什么是小儿便秘？

　　小儿便秘是由于排便规律改变所致，指排便次数明显减少，大便干燥、坚硬、秘结不通，排便时间间隔较久（＞2天）、无规律，或虽有便意而排不出大便。便秘是一种儿童常见病症，据统计，我国城市儿童（12岁以下）便秘者占19.8％，即大约每5个孩子中就有1个被便秘折磨。儿童便秘大致可以分为两类：一类是功能性便秘，这类便秘经过调理可以痊愈；一类为先天性肠道畸形所致，这类便秘一般的调理是不能痊愈的。

2. 哪些原因会导致宝宝便秘？

　　① 厌食、少食等不良饮食习惯。进食过少，肠道内食物残渣少，对肠道的刺激小，肠蠕动弱，从而造成便秘；厌食、少食导致的营养不良，也会使消化功能减弱，加重便秘。

　　② 喂养不当。如果宝宝的饮食以高蛋白食物为主，碳水化合物、粗纤维食物、水果、蔬菜比较少，也可使大便过硬、过干，引起便秘。

　　③ 抑制便意。有些宝宝为了玩或看电视，故意忽视或抑

制便意，不及时排便，使粪便在肠道停留过久而变得干结，从而难以排出。

④ 排便姿势不当、生活规律改变、缺乏体力劳动，或长期使用开塞露、导泻剂等，可造成直肠反射敏感度降低，不能建立正常的排便反射而引起便秘。

⑤ 持续精神紧张或焦虑、睡眠不足或生活环境改变（比如搬家）等使排便习惯发生改变，可以造成肠道功能失调而致便秘。

⑥ 某些疾病，如肛裂、肛瘘、直肠息肉、肛门狭窄、先天性巨结肠、先天性甲状腺功能减低、高钙血症、慢性铅中毒等，都可导致便秘。肠梗阻、肠套叠等可致急性便秘。

3. 如何判断宝宝得了便秘？

如果宝宝持续4天或4天以上不大便，而在大便时，大便干燥，排便困难。出现这种情况，就可以认定孩子得了便秘。

4. 这个病严重吗？

长期便秘可继发痔疮、肛裂、肛周脓肿或直肠脱垂。研究表明，长期便秘还会影响儿童的智力发育，2～6岁的长期便秘儿童，存在精力不集中、缺乏耐性、贪睡、喜哭、对外界变化反应迟钝、不爱说话、不爱交朋友等问题。另外，便秘可导致直肠膨大压迫膀胱壁，会导致排尿次数增加、遗尿或尿潴留。

5. 何时需要就医？

对于便秘严重，经过饮食调理后没有明显改善，或者有腹部剧痛、呕吐等症状，或有精神差、尿量减少等明显脱水症状的宝宝，一定要尽快送到医院诊治，以便对症下药，及时解除孩子的病痛。

6. 医生会做什么？一般会有哪些检查？

医生会判断孩子的便秘是功能性的还是器质性的，然后给予相应的处理。

检查主要是用于排除器质性病变，常见项目有大便常规、便隐血、食物过敏原筛查、钡灌肠造影和直肠镜、腰骶椎正侧位片、肛管直肠测压、肌电图。

7. 小儿便秘如何治疗？

有原发病者应积极治疗原发病（如先天性巨结肠及巨结肠类缘病、肛门狭窄、甲状腺功能低下等）。功能性便秘的治疗根本应放在改善饮食内容上，多补充水分和富含纤维素的食物，同时养成排便习惯。

1）**灌肠治疗**　当宝宝大便干硬卡到直肠时或已超过4天未排大便时，可以用灌肠法临时解决问题。灌肠治疗是祛除直肠内的嵌塞粪便最简便而有效的方法，可与口服泻药配合应用。

2）**药物治疗**　导泻剂可维持规律性排便，常见的有渗透性泻剂（如乳果糖）、灌胃剂（如聚乙二醇）、润滑剂（如液体石蜡）、刺激性泻剂（如番泻叶）。中医认为，儿童便秘可以服用一些润肠通便的药物，如麻仁润肠丸。维持治疗需数月，当宝宝形成规律性排便后才考虑停药。

3）**饮食调整，训练排便**　可防止便秘再发。控制食用麦片、蛋糕、饼干等市售儿童食品；诱导其多喝水；胡萝卜、青菜、竹笋、薯类、玉米等富含纤维素的食物应是其常见的桌上菜。另外，改变生活习惯也很重要。规律性如厕是治疗便秘的重要内容，要培养孩子早睡早起和晨起排便的好习惯。

8. 小儿便秘如何预防？

① 按时添加辅食，鼓励宝宝吃能增加肠容积的食物，如香蕉、红薯、萝卜等，年龄大一些的孩子可适当吃些富含纤维素的蔬菜，并鼓励其多喝水。

② 对于食量小、不喜欢吃蔬菜和粗粮的宝宝，应适当增加运动量。

③ 让孩子养成定时排便的习惯。

④ 养成良好的生活习惯，避免长期精神高度紧张，尤其是学龄前儿童，同时要保证宝宝有充足的睡眠时间。

⑤ 帮宝宝按摩腹部，加强对肠道的机械刺激，增加肠蠕动。

（李晓峰）

鹅口疮

1. 什么是鹅口疮？

鹅口疮，又名雪口病，是儿童的一种常见口腔疾病，由真菌感染引起，2岁以内的婴幼儿多见。

2. 哪些原因会导致宝宝患上鹅口疮？

① 孕母产道内有霉菌感染，新生儿出生时通过产道，接触母体的分泌物而感染。

② 哺乳奶头不干净，奶嘴消毒不彻底，或喂养者手指受到污染。

③ 接触感染念珠菌的食物、衣物和玩具。婴幼儿开始长牙时爱咬手指、咬玩具，这样就易把细菌、霉菌带入口腔，引起感染。

④ 有时因交叉感染也可引起鹅口疮。

⑤ 营养不良、抵抗力下降、长期服用抗生素或不适当应用激素治疗，体内菌群失调，霉菌侵入并大量繁殖，从而引起鹅口疮。

3. 如何判断宝宝得了鹅口疮？

鹅口疮的一个最大特点，就是它会在患者的口腔内产生一种白色的假膜，有时这种假膜白得像雪一样，所以又称雪口病。鹅口疮好发于颊、舌、软腭及口唇部的黏膜，黏膜呈乳白色，假膜微高起，周围无炎症反应，形似白色乳凝块，用棉签蘸水擦不掉，强行擦去假膜后，可见下方不出血的粗糙红色创面，但很快假膜又会复生。在感染轻微时，除非仔细检查口腔，否则不易发现，宝宝也没有明显痛感，没有发热、流口水、拒食等问题，睡眠也好，严重时宝宝会因疼痛而烦躁不安、胃口不佳、啼哭。

4. 这个病严重吗？

本病严重时，假膜可蔓延到咽部、扁桃体、牙龈等处，甚至覆盖大部分或全部口腔黏膜，更为严重者，病变可蔓延至食道、支气管，引起念珠菌性食道炎或肺念珠菌病，患者会出现脱水、呼吸及吞咽困难，甚至危及生命。少数患者可并发慢性黏膜皮肤念珠菌病，此病影响终身免疫功能，甚至可继发其他细菌感染，造成败血症。

5. 何时需要就医？

如果家长发现宝宝口腔黏膜上有白色乳凝块样物，并已覆盖到咽部，应立即送宝宝到医院治疗；如果宝宝有发热、拒食、烦躁不安，更要及时送诊，以防发生严重并发症。

6. 医生会做什么？一般会有哪些检查？

医生会先做出病情诊断，并与滞留奶块相鉴别，并给予相应的处理。

真菌感染引起的鹅口疮原因比较单纯，不需要进行其他方面的检查。但如果鹅口疮反复发作，可以刮下一点假膜送到检验室检测，确定真菌的类型，以便指导用药。

7. 鹅口疮如何治疗和养护？

1）**饮食治疗**　宜给高热量、富含营养、易消化的流质或半流质食物，忌食辛辣、刺激性食物，避免引起疼痛。

2）**清洁口腔**　用弱碱性溶液（如2%碳酸氢钠溶液）清洗口腔后涂以制霉菌素混悬剂，每天3～4次，一般2～3天即可好转或痊愈。

3）**补充维生素**　患儿可适量补充维生素B_2和维生素C。

8. 鹅口疮如何预防？

① 产妇有阴道霉菌病的要积极治疗。

② 婴幼儿的餐具要严格清洗后再蒸10～15分钟。

③ 母亲在喂奶前应用温水清洗乳晕，而且应经常洗澡、换内衣、剪指甲，每次抱孩子时要先洗手。

④ 婴幼儿的被褥和玩具要定期拆洗、晾晒，孩子的生活用具一定要和大人的分开，不可混用，并定期消毒。

⑤ 幼儿应经常性地进行一些户外活动，以增强机体抵抗力。

⑥ 应在医生的指导下使用抗生素，避免滥用抗生素。

（李晓峰）

专家细说儿童常见病

胃炎

1. 什么是胃炎？

胃炎是指物理性、化学性、生物性有害因子侵入人体引起的胃黏膜炎症。胃炎有急性和慢性两种类型。急性胃炎是指由各种外在或内在因素引起的急性广泛性或局限性的胃黏膜炎性病变。急性胃炎起病急，病程短，如果合并肠道炎症则称急性胃肠炎，急性胃肠炎是小儿常见消化道疾病之一。慢性胃炎是指各种原因持续反复作用于胃黏膜所引起的慢性炎症。旧的观念认为只有成人才会得慢性胃炎，但我们在临床上发现儿童患慢性胃炎的也不少见，而且发病率有上升趋势。

2. 哪些原因会导致宝宝患上胃炎？

儿童胃炎的发生主要与细菌感染、理化因素刺激、机体应激反应以及全身疾病的影响等有关。

1）饮食刺激　不良的饮食习惯，如经常吃过冷或过热的食物、过于粗糙的食物、过于刺激的食物，经常暴饮暴食或饮食无规律等，均可刺激胃黏膜，破坏黏膜屏障。

2）细菌感染　进食被细菌或其毒素污染的食物可能引发

胃炎或胃肠炎。值得一提的是，近年来发现幽门螺杆菌感染无论是对于急性胃炎还是慢性胃炎的起病都至关重要。

3）**药物影响**　一些药物会刺激胃黏膜，如布洛芬、扑热息痛、阿司匹林、红霉素、激素等，如果经常使用这些药物，会导致胃黏膜上皮损伤而致胃炎发生。

4）**应激**　某些危重疾病，如新生儿窒息、颅内出血、败血症、休克、大面积烧伤等，会使患儿处于严重的应激状态。应激是导致急性糜烂性胃炎的主要原因。

5）**某些疾病的影响**　常见的有蛋白质、牛奶过敏以及十二指肠液反流等。

3. 如何判断宝宝得了胃炎？

小儿急性胃炎多急性起病，如果宝宝突然出现上腹饱胀、疼痛，嗳气，恶心，呕吐，呕吐物可带血或呈咖啡样，或拉黑便，有的孩子还伴发热、腹泻等症状，那么很有可能是得了急性胃炎或者急性胃肠炎。

小儿慢性胃炎的症状没有特异性，多数有不同程度的消化不良症状，主要表现是反复腹痛，腹痛没有明显的规律，通常在进食后加重，疼痛部位不确切，范围较广泛，多在中上腹或脐周。除此之外，宝宝还有恶心、呕吐、上腹部不适、泛酸等症状。进食硬、冷、辛辣的食物，或受凉、气温下降时，症状可出现或加重。部分患儿可有食欲不振、乏力、消瘦及头晕，伴有胃糜烂者可出现黑便。需要指出的是，家长们常常把孩子的长期、反复腹痛误认为是肠道寄生虫病，时代在发展，观念也要更新。

4. 这个病严重吗？

小儿急性胃炎严重时可致脱水和酸中毒，如果出现大量上消化道出血可致贫血甚至休克，急性腐蚀性胃炎还可导致贲门或幽门狭窄、梗阻，有部分患儿会转变为慢性胃炎。如果慢性胃炎治疗不及时，常常导致患儿消瘦、营养缺乏、贫血等。

5. 何时需要就医？

一旦发现宝宝出现频繁的呕吐、剧烈腹痛或伴有呕血、尿少、精神差、口干等表现，应及时就诊。对长期诉有反复腹痛，伴或不伴恶心、呕吐等症状的孩子，也应谨慎对待，及时送其到医院详细诊治。

6. 医生会做什么？一般会有哪些检查？

医生会进行详细的病史询问和体格检查，并建议做一些相关检查，以明确病因，对因治疗。

一般有血常规、大便常规、呕吐物检测、内镜检查及幽门螺杆菌检测等检查项目，还可选择性地进行胃酸、胃蛋白酶、内因子、胃泌素检测。X线胃肠钡餐检查现在很少用于小儿胃炎的诊断。

7. 胃炎如何治疗？

1）**祛除病因**　由药物引起的急性胃炎应停用相关药物；应激性胃炎应积极治疗原发病；因感染引起的胃炎，可选用适当的抗生素；过敏或胆汁反流者，要给予相应的处理。

2）**一般治疗**　患儿宜卧床休息，进清淡流质或半流质的含维生素丰富、易消化的食物，应少量多次进餐，必要时可暂停1～2餐。避免食用辛辣、刺激、不易消化的食物。

3）**对症治疗**　有腹胀、恶心、呕吐者，给予胃动力药物，如吗丁啉、西沙必利等。有脱水者，可口服或静脉补液，纠正脱水及酸碱平衡、电解质紊乱。有严重出血时，应卧床休息，监测生命体征，补充血容量，必要时输血细胞及血浆。高酸或处于胃炎活动期者，静脉滴注西咪替丁、雷尼替丁或质子泵抑制剂奥美拉唑。

8. 胃炎如何预防？

① 注意均衡膳食，注意饮食卫生和个人卫生，教育孩子

从小养成饭前、便后洗手的好习惯，不在路边摊买零食吃。

② 养成良好的饮食习惯，避免食用生冷及刺激性食物，饮食要有节制，不要贪吃冷饮，每餐不要吃得过饱，避免造成胃肠道机能的损害。

③ 对胃黏膜有刺激性的药物应在饭后半小时后服用，必要时减量或换药。

④ 做好腐蚀剂和有毒物质的管理，防止小儿误服。

⑤ 根据气候变化及时增减衣物。注意居室通风，保持空气新鲜。加强身体锻炼，增强抵御疾病的能力，预防呼吸道及肠道感染。

（李晓峰）

婴儿肝炎综合征

1. 什么是婴儿肝炎综合征？

婴儿肝炎综合征，简称婴肝，为儿科常见病，是指一组在1岁以内起病，伴有黄疸、肝功能损害、肝大或脾大的临床症候群。婴儿肝炎综合征以肝内病变为主，病因复杂，预后悬殊。本病如能查出病因，就以原发病因诊断，不再称为婴肝。

2. 为什么宝宝容易得婴儿肝炎综合征？

这可能与小儿肝脏解剖生理及免疫系统的特点（如血液供应丰富、肝细胞再生能力强、免疫系统不成熟等）有关。

3. 哪些原因会引起婴儿肝炎综合征？

本病的病因及发病机制颇为复杂，常见的病因主要包括以下三个方面：

1）**感染** 以病毒感染最为多见，其中在我国又以巨细胞病毒感染较多见，约占本综合征的40%～80%。其他如甲型肝炎病毒、乙型肝炎病毒、丙型肝炎病毒、风疹病毒、埃可病毒、腺病毒、水痘病毒和EB病毒等也可导致本病。

2）**遗传性代谢缺陷**　三大物质代谢障碍均有涉及，常见的有半乳糖血症、遗传性果糖不耐症、糖原累积病Ⅳ型、酪氨酸血症、尼曼-匹克病、肝豆状核变性、α_1抗胰蛋白酶缺乏症等。

3）**先天性肝内胆管及间质发育障碍**　如先天性胆道闭锁、胆管发育不良、胆管囊性扩张等。

另外，化学物和药物中毒等也会导致本病。同时，仍有不少病人的病因不明。

4. 如何判断宝宝得了婴儿肝炎综合征？

婴儿肝炎综合征最突出的表现是黄疸，如果家长发现宝宝起于新生儿期的黄疸不退或退后复现，并逐渐加重，皮肤与巩膜（白眼珠）由黄色变成黄绿色，小便色深黄，大便呈黄色或白陶土色，检查时发现肝、脾肿大，那么基本上可以判断宝宝已经患上了婴儿肝炎综合征。同时，婴儿肝炎综合征的患儿往往消化功能不好，常有腹泻、营养不良，并且大多数患儿会伴有脐疝。

5. 这个病严重吗？

婴儿肝炎综合征的预后与其病因密切相关：巨细胞病

毒感染引起的，早期及时治疗多数预后良好，病情可以完全恢复；遗传代谢病和肝内胆管及间质发育障碍引起的，病因不除，难以恢复，有发展成肝硬化、肝衰竭的可能。另外，本病患儿易患佝偻病，严重的还会因凝血功能障碍导致出血（如颅内出血）而致死。

6. 何时需要就医？

一旦发现宝宝有迁延不愈的黄疸或黄疸有逐渐加重的趋势，伴或不伴大便的异常，就要及时带其到医院查明原因，以免延误治疗。

7. 医生会做什么？一般会有哪些检查？

医生根据宝宝的临床表现就能做出临床诊断。但是，鉴于本综合征为多因性疾病，且治疗和预后与病因密切相关，因此，医生会进一步根据流行病学资料、临床特点和各种检查结果，尽可能做出病因诊断。

相关检查包括：

1）**肝功能检查** 包括血清胆红素、血清丙氨酸转氨酶、血清γ-谷氨酰转肽酶、碱性磷酸酶、血清胆汁酸、凝血酶原时间等项目。

2）**病原学检测** 包括病毒感染标记物检查（如血清抗

HAV–IgM检查，血清HBsAg、HBV–DNA检查，血清抗CMV–IgM和血清抗EBV–IgM检查，尿液CMV培养等）、血培养和中段尿细菌培养、血清抗弓形虫抗体检查等。

3）**代谢病筛查**　如测尿液中的还原物质和空腹血糖、半乳糖值以发现半乳糖血症、果糖不耐症或糖原累积病，测血清α_1–抗胰蛋白酶值以发现α_1–抗胰蛋白酶缺乏症等。

4）**影像学检查**　做肝脏超声、CT、磁共振检查或核素扫描等以发现肝内胆管发育障碍。

5）**肝穿刺活检**　肝穿刺活检对于代谢性疾病的确诊是"金指标"。

8. 婴儿肝炎综合征如何治疗？

1）**一般治疗**

① 护肝退黄：常用药物有茵栀黄、大黄、白蛋白、阿拓莫兰（还原型谷胱甘肽片）、思美泰（注射用丁二磺酸腺苷蛋氨酸）、美能（复方甘草酸苷片）、肌苷等。另外，有报道称，糖皮质激素辅助治疗婴肝能够改善肝功能。

② 防治出血倾向：可选用维生素K、新鲜血或凝血酶原复合物静注。

③ 营养：适当的营养供给对肝脏的修复极其重要，营养供给过多与不足对肝脏都不利。

④ 补充适量脂溶性维生素：这对淤胆型者尤为必要。

2）病因治疗

① 如果是巨细胞病毒感染所致，可试用更昔洛韦，每次5毫克/千克体重，静滴（1小时以上），每日2次，一般疗程为2~4周，同时注意骨髓抑制等副作用。如果是细菌感染所致，则应尽早使用广谱、敏感的抗生素进行治疗。

② 如果是半乳糖血症所致，应停用一切奶类和奶制品，改用豆浆及米粉喂养。如果是糖原累积病所致，应少量多餐，食用生玉米淀粉。如果是酪氨酸血症所致，应给予低苯丙氨酸、低酪氨酸饮食。如果是肝豆状核变性所致，应给予低铜饮食，同时口服可减少肠道铜吸收和促进铜排泄的药物。

③ 对于先天性胆道畸形者，应尽早行胆道重建、扩张等手术。

3）肝移植　约15%的婴儿肝炎综合征患儿会出现肝硬化，最后发展至肝功能衰竭。这部分患儿内科治疗效果不好，有条件时可以根据肝功能的情况选择肝移植手术。

9. 婴儿肝炎综合征的家庭养护要点有哪些？

婴儿肝炎综合征病程较长，患儿喂养难度大，护理起来要耐心：

① 保证宝宝足够的睡眠，预防受凉、受惊。

② 给予科学、合理的喂养。

③ 忌用对肝脏有毒性的药物。

④ 保持室内空气新鲜，控制探视人员数量，以防交叉感染。

⑤ 定期洗澡、更衣，以保持皮肤清洁，减少皮肤瘙痒。

⑥ 家长要做好心理调整，解除焦虑情绪。

⑦ 注意观察和记录宝宝的黄疸情况和一般情况。

⑧ 出院后定期门诊随访和复查，以便医生了解病情进展，及时调整治疗方案。

10. 婴儿肝炎综合征如何预防？

婴儿肝炎综合征病因复杂，预防起来较为困难。阻断母婴传播乙肝病毒，可防止由乙肝病毒引起的婴儿肝炎综合征的发生。

（李晓峰）

1. 宝宝厌食怎么办？

首先要确定宝宝是不是真的厌食。宝宝的食欲也像心情一样每天都是不同的，可能今天吃得多明天又吃得少，这是正常现象，如果此时父母表情烦躁，强迫宝宝进食，可能会适得其反，造成宝宝的逆反心理。另外，宝宝在生病期间或者病后一定时间内也会出现食欲不振，这也不是厌食，就像大人感冒了也没胃口一样，随着胃肠功能的改善，宝宝的食欲会慢慢恢复。

但是，如果宝宝什么都不肯吃，看到吃的就不高兴，强迫喂进嘴里又把食物吐出来甚至干呕，体重至少有1个月没有增加，或者体重在减低，而且宝宝头发稀黄、面色不好，那就真的是厌食症了，需要及时看医生查找病因。

宝宝厌食常见的病因有锌、铁等微量元素缺乏，消化系统炎症或溃疡，植物神经功能紊乱，以及某些药物影响等。

2. 宝宝老是流口水，是不是出牙引起的？

在宝宝的乳牙萌出期，特别是添加了辅食后，由于神经刺激唾液腺，宝宝会分泌大量的唾液，如果分泌的唾液超出

专家细说儿童常见病

了宝宝的吞咽能力就会出现口水溢出的现象，这是正常的，随着宝宝逐渐长大，流口水的现象会慢慢消失。但是，某些疾病，如口腔和咽峡部的炎症、先天性喉软骨发育不良、呆小症、中枢神经系统感染后遗症等，也会引起宝宝流口水。此时，要想控制宝宝流口水，治疗原发病是主要措施。

3. 宝宝有口臭，是不是肠胃不好？

是的。消化不良是引起宝宝口臭的最常见原因，也就是中医所说的"积食"，积存在肠胃的食物持续发酵，使得宝宝呼出的气体中带有明显的酸腐味。另外，口腔问题是宝宝口臭的另一主要原因。如果宝宝喜欢含着奶嘴睡觉或含食睡觉，有龋齿或牙周炎等情况，也会出现口腔异味。宝宝口臭，找到病因才能解决问题。

4. 宝宝经常腹痛、夜间磨牙，是不是肚里有虫了？需要每年驱一次虫吗？

首先要说的是，现如今肠虫病在我国的发病率很低，而且驱虫药都有一定的毒性和副作用，2岁以下的儿童要慎服驱虫药。只有明确地看到宝宝的大便中或肛周有虫体，大便镜检有虫卵，才能确诊肠虫病并使用驱虫药，而且不需要每年常规驱虫。

受民间传说影响，许多家长一发现宝宝磨牙就会想到肠虫病。实际上，磨牙有很多原因，上下牙槽咬合不佳、消化不良、白天过度兴奋等都会引起宝宝夜间睡眠时出现磨牙症状。所以，宝宝睡觉磨牙并不一定都是肠虫病造成的。

　　关于小儿腹痛，这是一个很复杂的问题，原因有很多，比如急慢性消化系统炎症、对牛奶蛋白过敏、消化不良、便秘、肠系膜淋巴结炎、尿路感染等内科疾病，以及阑尾炎、肠梗阻、肠套叠、嵌顿疝、坏死性肠炎、睾丸扭转等外科疾病都可以导致宝宝腹痛。

　　还有，家长首先要确定宝宝是不是真的"肚肚疼"，有的孩子为了得到家长更多的关注或者为了逃避上学可能会撒谎，也有的小宝宝不管是哪里不舒服甚至是头痛都是指着肚子喊疼。不过为了安全起见，必要时还是要及时寻求医生的帮助。

泌尿系统疾病

遗尿症

1. 小儿"尿床"就是"遗尿症"吗?

尿床是指小儿睡觉时的不自主小便,这是一种不同于遗尿症的情况。幼儿尿床十分普遍,3岁以内的幼儿由于神经系统未发育成熟,排尿习惯尚未养成,夜间尿床属于生理现象。3～5岁的孩子因精神刺激、贪玩少睡、过度疲劳而引起的尿床,也不属于病态。但如果孩子5岁后还尿床,则很可能是遗尿症的表现,需要及时进行医学干预。儿童遗尿症在西方国家发病率达24%。近年来,我国儿童遗尿症的发病率也在走高。

2. 什么是遗尿症?

遗尿症是指小儿5岁后白天或夜间发生不自主排尿。遗尿症分为夜间遗尿、昼间遗尿和昼夜遗尿三种,其中夜间遗尿多见,在我国,约10%的5～14岁儿童出现过夜间遗尿,男孩较女孩多见,有少部分病例可持续到青年或成年期。

3. 小儿遗尿症的常见原因有哪些?

儿童遗尿症由多种因素综合作用所致。

① 大脑皮层发育延迟，不能抑制脊髓排尿中枢，在睡眠后不能控制排尿。

② 睡眠过深，未能在入睡后膀胱膨胀时立即醒来。

③ 心理因素。患儿受不良精神因素刺激，如惊吓、精神紧张、焦虑等，因而导致遗尿。

④ 遗传因素。患儿的父母或兄弟姐妹中有较高的遗尿症发病率。

此外，入睡前喝水过多或没有进行及时的排尿训练（如使用纸尿裤的时间过长等）都会造成儿童遗尿。

4. 遗尿症有哪些种类？

遗尿症有原发性和继发性之分。原发性遗尿症又称生理性遗尿，是指孩子睡觉时把尿液排泄在床上，多在夜间深睡眠时发生，当事人不得而知，或在梦中发生，醒后才知道。原发性遗尿症多是单纯性的，即除尿床外没有其他伴随症状，没有器质性病变，理化检查均在正常范围。遗尿症绝大多数都是原发性的，2%~4%的患儿遗尿症状可持续到成年期。继发性遗尿不分白天夜晚、床上床下、清醒不清醒状态均可发生，除尿床外还有其他明显的临床表现，多为器质性病变（诸如尿路感染、尿路梗阻、神经病变等）所致，遗尿多为伴随性的，即可随其他病变的好转而好转。

继发性遗尿症的治疗主要是针对原发病进行处理，以下着重探讨的是原发性遗尿症。

5. 遗尿症患儿要做哪些检查？

诊断原发性遗尿症的原则是排除继发性遗尿症的各种病因，因此，医生除了会详细询问病史，了解有无遗传因素，检查有无肛门括约肌张力异常及有无脊柱裂外，还会要求病人做些实验室检查（如尿常规、尿培养等）以了解有无泌尿系统感染，做X线检查以观察有无隐性脊柱裂，做膀胱尿道造影以观察有无机械性尿路梗阻。此外，尿流动力学检查有助于观察有无下尿路梗阻，膀胱内压测定有助于观察有无膀胱抑制性收缩。

6. 小儿遗尿症的诊断标准是怎样的？

1998年国际儿童尿控协会公布的小儿遗尿症诊断标准为：

① 睡眠状态时，把尿液排泄在床上，当事人不得而知，或在梦中发生，通常不会因尿湿而醒来。有遗传倾向。

② 年龄≥5岁，每周遗尿次数>2次。

③ 年龄<10岁，每个月遗尿次数≥2次，或年龄≥10岁，每个月遗尿次数≥1次。

④ 尿量足以将床单湿透。

⑤ 自出生后发生遗尿，没有连续6个月以上的不尿床期。

⑥ 可以并发白天急迫综合征、排尿障碍及尿床。

⑦ 排除常见的、可能引起尿床的器质性疾病，如尿路感染、泌尿道畸形、糖尿病、尿崩症和神经源性膀胱、大脑发育不全等。

7. 小儿遗尿症如何治疗？

1）一般治疗

① 养成良好的作息和卫生习惯。白天避免过度兴奋或剧烈运动，以防夜间睡眠过深。掌握尿床的时间和规律，睡觉前排空膀胱内的尿液，夜间用闹钟唤醒患儿起床排尿1～2次。

② 树立信心，减轻心理负担。父母要多鼓励，少责罚，纠正孩子的害羞、焦虑及恐惧等情绪。了解导致遗尿的诱因，正确处理并尽快解决引起遗尿的精神刺激因素，对生活中客观存在且无法解决的矛盾和问题，要耐心地教育，消除精神紧张。

2）行为疗法

① 排尿中断训练：鼓励孩子在每次排尿中间中断排尿，自己从1数到10，然后再把尿排净，这样的训练能提高膀胱括约肌控制排尿的能力。

② 忍尿训练：白天让孩子多喝水，当有尿意时，让他忍住尿，每次忍尿不超过30分钟，每天训练1～2次，使膀胱扩张，增加容量，从而减少夜间排尿的次数。

③ 定时训练：在以往夜间经常尿床的时间前半个小时将其叫醒，让其在室内来回走动，或者用冷水洗脸，使其在神志清醒状态下把尿排净，这有助于建立条件反射。

家长要及时发现孩子尿床，督促孩子自己排空残余尿、擦干局部、更换内裤。家长要记录孩子尿床的原因、次数，每周总结一次，找出原因，当孩子有进步时应给予鼓励。

3）药物治疗　常用药物包括丙米嗪（适用于觉醒障碍型）、奥昔布宁（别名尿多灵，适用于昼夜尿频型）、麻黄素（可用于混合型）、去氨加压素（一种人工合成的抗利尿激素，别名弥凝，适用于夜间多尿型）。

8. 小儿遗尿症的家庭养护要点有哪些？

遗尿症小儿除了在家中进行上述行为治疗外，还需调整生活习惯，尽量减少遗尿的发生。

1）睡觉前少喝水　嘱孩子在睡觉前不要喝水、喝饮料和吃水果，目的在于减少入睡后的尿量。

2）睡觉前别兴奋　孩子睡觉前，不要让他看惊险的电影或电视，也不要给孩子讲会使他"激动"的故事。睡前过于兴奋，孩子容易尿床。

3）定时叫醒排尿　要求孩子定时睡觉（一般为晚上9点），定时叫醒孩子排尿（一般为晚上11点）。为什么是晚上11点呢？因为绝大多数尿床的孩子首次尿床的时间是在入睡后的最初3小时内，所以，家长要提前1小时唤醒孩子。

4）锻炼膀胱 白天在多喝水的情况下，尽量延长两次排尿的间隔时间，当然也不能憋尿过头，那样会损伤膀胱。憋尿后要把尿排干净，这样才能有效治疗遗尿症。

5）保护孩子心理 遗尿症是一个难以启齿的病，会影响患儿的心理健康，导致自卑等。别在孩子尿床后进行训斥，更不要在人前提起孩子尿床的事，以免刺激孩子。

9. 遗尿症可能引发的心理问题有哪些?

现实生活中，很多家长甚至儿科医生对儿童遗尿症重视不够，还有很多人觉得"尿床不是病，大了自然会好"，或者认为孩子是调皮捣蛋，体罚、棒喝能让他们改正过来。拖延治疗会给孩子的生理、心理带来伤害。持续的遗尿症对于8～16岁的儿童来说是一种创伤性事件，其危害性仅次于父母离婚和吵架，孩子常常因尿床而感到羞愧、沮丧、自卑。尿床的孩子容易性格孤僻、内向、敏感，缺乏自信心，不愿意和同学交往，恐惧集体生活。因此，广大家长要重视儿童遗尿症的治疗，以免给孩子带来长远的不利影响。

（张萍萍）

泌尿系统感染

1. 什么是泌尿系统感染？

泌尿系统感染，俗称尿路感染，简称尿感，是指病原微生物入侵泌尿系统，并在尿中繁殖，侵入泌尿道黏膜或组织引起的炎症反应。根据有无临床症状，泌尿系统感染可分为症状性泌尿道感染和无症状性菌尿。根据感染部位的不同，泌尿系统感染可分为上尿路感染和下尿路感染。上尿路感染指肾盂肾炎，下尿路感染指膀胱炎和尿道炎。由于小儿时期感染局限在尿路某一部位者较少，且临床上又难以准确定位，所以肾盂肾炎、膀胱炎、尿道炎常不加区别地统称为尿路感染。上尿路感染的危害较大，反复感染可形成肾瘢痕，严重者可导致继发性高血压和慢性肾功能衰竭。

2. 为什么宝宝容易患泌尿系统感染？

儿童尤其是女孩之所以经常发生泌尿系统感染，有其生理原因：婴幼儿经常使用尿布或开裆裤，尿道口常受粪便和其他不洁物的污染，加上局部防御能力差，所以易引起上行感染。女孩的尿道较短，而且肛门离尿道口较近，所以更易遭到细菌特别是大肠杆菌的污染。另外，婴儿机体抗菌能力差，易患菌血症致下行感染；尿路先天畸形、多囊肾、肾盂积水、输尿管狭窄等均可致引流不畅而继发感染。

3. 小儿泌尿系统感染的常见感染途径有哪些？

小儿泌尿系统感染经常是因为直肠细菌侵入尿道所致，有时细菌会经血液播散到泌尿系统。引起感染的细菌绝大多数是肠道杆菌。感染方式主要有上行感染（细菌经尿道口逆行进入膀胱、肾）、血行感染（细菌进入血液，经血液到达泌尿系统）、淋巴感染（肠道感染时细菌通过淋巴引起肾脏感染）、直接感染（肾脏邻近的器官发生感染蔓延到肾脏）。

4. 小儿泌尿系统感染的常见表现有哪些？

小儿泌尿系统感染以急性感染为主，不同年龄段的患儿症状不一。

1）**新生儿的表现**　轻的可以没有症状，仅在检查尿液时发现异常。

2）**婴幼儿的表现**　多以全身症状为主要表现，如发烧、呕吐、精神萎靡、易怒等，而尿频、尿痛表现不明显。

3）**年纪较大儿童的表现**　大一些的孩子能明确叙述不适感，症状往往比较清楚，包括尿频、背部下方或腹部疼痛、排尿时疼痛、尿床，尿液颜色可能呈红色、粉红色或暗红色，部分感染严重的儿童会有全身症状，如发烧等。

5. 如何诊断小儿泌尿系统感染？确诊需要做哪些检查？

除了症状、尿常规检查结果，尿细菌培养及菌落计数也是诊断尿路感染的主要依据，但结果分析应结合患儿性别、有无症状、细菌种类及繁殖力综合评价临床意义。临床高度怀疑泌尿道感染而尿普通细菌培养阴性的，应做L型细菌和厌氧菌培养。

确诊小儿泌尿系统感染需做尿常规及尿液细菌培养检查（包括药物敏感试验）。最好留取晨尿进行检测，必要时医生会具体说明如何留取尿液标本。

6. 小儿泌尿系统感染如何治疗与护理？

如果诊断宝宝患有泌尿系统感染，医生会使用抗生素进行治疗，病情重的，医生可能要求患儿住院治疗。

患儿应多喝水，稀释尿液，从而缓解排尿时的痛苦和不适感，并能帮助排出细菌。同时，家长要督促孩子养成良好的个人卫生习惯。排便后，应由前往后将小屁屁彻底擦拭干净。应天天洗澡，并禁止使用香皂或泡沫浴剂等。

7. 小儿泌尿系统感染预后如何？

急性泌尿系统感染经合理抗菌治疗，多于数日内症状消失而治愈。但小儿泌尿系统感染容易复发或再发。再发病例多伴有尿路畸形，其中以膀胱输尿管反流最为常见。膀胱输尿管反流与肾瘢痕关系密切，肾瘢痕的形成是影响小儿泌尿系统感染预后的最重要因素。因此，对小儿泌尿系统感染，迅速、及时地对因治疗，有利于预防肾脏损害的发生。

8. 小儿泌尿系统感染如何预防？

① 告诉孩子注意个人卫生，不穿紧身内裤，勤洗外阴，以防细菌入侵。

② 及时发现和处理男孩包茎、女孩处女膜伞、蛲虫感染等问题。

③ 及时矫治尿路畸形，防止尿路梗阻和肾瘢痕形成。

④ 注意纸尿布的安全卫生和合理使用，保持皮肤、黏膜健康。

⑤ 注意培养孩子适时排便的习惯。

（张萍萍）

血尿

1. 如何辨别血尿？尿是红色的就是血尿吗？

正常尿液呈淡黄色。如果孩子尿色异常，如为酱油色或红色，需引起家长的注意。血尿的颜色有的鲜红似洗肉水样，有的为浓茶色，这与尿液的酸碱性有关。孩子一旦出现血尿，家长不用过分紧张，要先分清楚是真性血尿还是假性血尿，排除使尿色变化而非血尿的一些情况，如有些药物和食物中的色素也可使尿液呈红色。如果尿潜血检查阴性，镜检看不到红细胞，可排除血尿。非泌尿道出血（如阴道或下消化道出血混入尿中、月经污染尿液等）时尿潜血试验及镜检红细胞均呈阳性，但尿中的血不是泌尿道来源的红细胞。这需要接诊医生进行详细的问诊及检查来加以鉴别。

2. 宝宝出现血尿就一定是得了肾炎吗？

确定是真性血尿后需要进一步判断血尿的来源。尿液中的血可以来自肾脏，也可以来自膀胱或输尿管，所以说并不是出现血尿就代表孩子存在肾脏方面的疾病，可能是尿路的问题，当然也可能是全身性疾病的一种表现。但一般来说，95%以上的小儿血尿都是泌尿系统本身的疾病所致的。

3. 如何诊断血尿？

血尿只是一种症状，究竟属于哪一种疾病，还需要临床医生的进一步检查和诊断。医生需要结合患者的年龄、病史、伴随症状和体征、实验室检查结果等进行综合分析。家族中有失聪（耳聋）和肾炎史是诊断遗传性肾炎的重要依据；血尿伴水肿、高血压多见于肾小球肾炎；血尿伴肾绞痛多见于泌尿系统结石；血尿伴脓尿及膀胱刺激征常见于泌尿系统感染；血尿伴肾肿块多见于肿瘤或多囊肾；血尿伴皮肤、黏膜出血多见于血液病、感染性疾病及其他全身性疾病；血尿伴乳糜尿多见于丝虫病。

4. 血尿患儿需要做哪些检查？什么情况下需要进行肾活检？

针对血尿的常用检查项目有：

1）**血常规**　白细胞升高是诊断感染性疾病的重要线索。

2）**尿常规及尿红细胞形态检查**　尿沉渣中存在管型，特别是红细胞管型，表示出血来自肾实质，主要见于肾小球肾炎。血尿伴有较严重的蛋白尿，多为肾小球性血尿的征象。尿红细胞畸形率超过30%，提示是肾脏来源的血尿；如果红细胞以正形为主，提示血尿来源于下尿路。

3）**尿钙检查**　尿钙高是提示血尿由高钙尿导致的重要线索。

4）**泌尿系统B超**　泌尿系统B超是诊断胡桃夹现象及先天畸形（如先天性多囊肾）的重要手段。

5）**血液系统检查**　血液系统检查是排除全身性出血性疾病的重要依据。

如果通过上述检查仍不能明确诊断，或者宝宝对药物反应欠佳，治疗后病情没有改善，则建议进行肾活检。

5. 小儿血尿如何治疗？

血尿是一个多病因的复杂问题，发现血尿后应及早检查并确诊，以便得到及时的、针对病因的治疗。对于一时难以确诊者，可以对症处理，定期复查，动态观察，直至确诊。

（张萍萍）

急性肾小球肾炎

1. 什么是急性肾小球肾炎？

急性肾小球肾炎，简称急性肾炎，是儿科常见的一种与感染有关的急性免疫反应性肾小球疾病，多发生于学龄儿童，6～9岁最为常见，发病率占小儿泌尿系统疾病的首位。本病常继发于上呼吸道的细菌或病毒感染，但其发病并不是细菌或病毒直接损伤肾脏所致，而是由于病原体侵入人体后，引起体内产生一系列自身免疫反应，造成肾脏损伤而致病。其临床特征为急性起病，患者有明显的水肿、少尿、血尿和不同程度的蛋白尿、高血压或肾功能不全。

2. 肾炎会遗传吗？

肾炎是否遗传要看是何种肾炎，有些肾炎是有遗传性的，能由父母遗传给子女的是一种常染色体显性遗传病，通常所说的急性肾小球肾炎是不会遗传的。

3. 什么情况下需要警惕肾炎的发生？

孩子前一段时间患扁桃体炎或皮肤化脓性感染，而后出现浮肿和少尿的现象，此时应高度警惕急性肾炎的可能，及早进行诊治。急性肾炎通常于前驱感染后1～3周起病，呼吸道感染者的潜伏期较皮肤感染者短。

4. 小儿急性肾炎的临床表现是怎样的？

急性肾炎多在上呼吸道感染、皮肤感染等前驱感染后1～3周发病。开始有低烧、头晕、恶心、呕吐、食欲减退等症状，这些症状与一般的感冒没有什么区别，容易被忽视。浮肿和少尿是本病的特点，一般浮肿从眼睑开始，以后逐渐扩展到全身，指压不凹陷，浮肿时尿量明显减少，甚至没有尿。

本病起病较急，病情轻重不一，轻者仅有尿常规异常或只有轻度眼睑水肿，或无明显临床症状；典型者呈急性肾炎综合征表现，有少尿、水肿、血尿及高血压等症状；重症者可在短期内出现心力衰竭、急性肾衰竭、高血压脑病。

5. 如何诊断小儿肾炎？需要做哪些检查？

根据病史、肾炎综合征的表现、一过性血清补体C3下降，可临床诊断本病。

小儿肾炎常用的检查项目包括尿常规（尿液中有红细胞、管型和蛋白）、血沉（增快）、抗链球菌素"O"（增高）、血清补体C3（下降）、血常规、双肾B超、肾功能检查。如果肾小球滤过率进行性下降或病情在2个月内未见全面好转，应及时进行肾活检。

6. 小儿肾炎如何治疗？

小儿肾炎为自限性疾病，无须特殊治疗，主要是休息和对症治疗（防治少尿和高血压），清除残留感染灶，纠正水、电解质紊乱，防治急性期并发症，保护肾功能，以利其自然恢复。

①注意休息。急性期应卧床。

②合理饮食。进高热量、低盐饮食。

③抗感染。有感染灶时，可应用青霉素类药物。

④对症处理。利尿，控制血压。

⑤治疗并发症。包括治疗严重循环充血及高血压脑病等。

7. 肾炎儿童在饮食方面应注意些什么？

小儿肾炎的治疗并不复杂，但护理很重要，护理对预后起着决定性作用。本病早期水肿明显，同时伴有氮质血症，所以应给予患儿低盐、低蛋白饮食。每天的食盐摄入量为1～2克，蛋白质摄入量为每天每千克体重0.5克，但应禁吃鸡蛋、鸭蛋，以免加重肾脏负担。鼓励患儿多吃水果。患儿水肿消失、血压正常后即可恢复普通饮食。

8. 肾炎儿童可以运动吗?

小儿肾炎急性期需卧床2～3周。肉眼血尿消失、水肿减退、血压正常后，可下床做轻微活动。血沉正常后可以上学。尿沉渣细胞绝对计数正常后方可恢复体力活动。

9. 小儿肾炎如何预防?

预防小儿急性肾炎最根本的措施是防治链球菌感染。

① 坚持锻炼身体，增强体质，提高机体免疫力。

② 日常生活中要注意皮肤卫生，勤换衣服，勤洗澡。夏、秋季节，要防止蚊虫叮咬及皮肤感染。

③ 如果发现周围有人患猩红热、扁桃体炎等链球菌感染性疾病，需立即采取隔离措施。

④ 反复发作扁桃炎的患儿，可考虑扁桃体摘除术。对已经发生急性咽炎、中耳炎、皮肤感染的孩子，应及早治疗，以减少肾炎发病的可能。

⑤ 注意天气变化，及时给孩子增减衣物，避免感冒。

（张萍萍）

肾病综合征

1. 什么是肾病综合征？

肾病综合征是一种免疫介导性炎症所致的肾损害，具体病因不明，其基本特征为大量蛋白尿、低蛋白血症、水肿和高脂血症，即所谓的"三高一低"。学龄前期为发病高峰，男孩多于女孩。

2. 肾病综合征如何分类？各自的病因是什么？

肾病综合征可分为原发性、继发性和先天性三大类。原发性肾病综合征，病因尚不明了。继发性肾病综合征是指在诊断明确的原发病基础上出现的肾病综合征，这些基础病包括过敏性紫癜、乙型肝炎、系统性红斑狼疮、皮肌炎、溶血尿毒综合征等。先天性者，多数在新生儿期或出生后3个月内已有肾病综合征表现，少数在1岁内发病。先天性肾病综合征没有好的治疗办法，预后差。对于儿童，原发性肾病综合征的发病率较高，我们通常所说肾病综合征就是指原发性肾病综合征。

3. 肾病综合征的常见并发症有哪些？

肾病综合征的并发症包括感染（主要是呼吸道感染）、血栓和栓塞、急性肾衰竭、代谢紊乱。其中最常见的是呼吸道感染。

4. 肾病综合征患儿一般要做哪些检查？

1）**尿常规** 尿常规检查是诊断小儿肾病综合征最有效的检查手段，主要是看患儿尿液中蛋白质的含量是不是超标。

2）**血浆蛋白** 主要是检查患儿血浆蛋白的浓度是不是低于正常水平。肾病综合征患儿血浆白蛋白下降明显，并有白蛋白、球蛋白比例倒置；IgG和IgA水平降低，IgE和IgM有时升高。

3）**血清胆固醇** 高脂血症是小儿肾病综合征最常见的并发症。患儿的血清胆固醇多明显增高。

4）**肾功能** 肾功能检查是肾病综合征最重要的一项检查，可以帮助进一步了解病情。

5）**B超、X线和心电图检查**

6）**肾活检** 一般初发患儿不需要进行肾活检。对激素耐药、经常复发或对激素依赖的患儿，或病程中病情转变而怀疑有间质性肾炎或新月体形成者，或出现缓慢的肾功能减退时，应做肾活检以明确病理类型。

5. 肾病综合征的诊断标准是什么？

肾病综合征的诊断标准为：

① 尿蛋白＞3.5克/24小时。

② 血浆白蛋白＜30克/升。

③ 水肿。

④ 高脂血症。

其中①、②两项为诊断所必需。

6. 肾病综合征的治疗原则是什么？

① 水肿明显者应卧床休息。

② 给予低盐、优质蛋白饮食。

③ 利尿、降压。

④ 肾上腺皮质激素及细胞毒药物治疗。

⑤ 对症治疗。

7. 治疗小儿肾病综合征该不该用激素？

很多家长谈激素而色变，听说需要用激素治疗就精神高度紧张，担心激素会对孩子的生长发育产生负面影响。其实激素是治疗肾小球疾病，尤其是伴有肾病综合征的原发性肾小球疾病的最常用的和有效的药物，它不仅可以提高缓解率，还能长期维持肾功能稳定，提高患者的生存率。激素在控制蛋白尿和潜血方面效果是非常明显的，大部分孩子在用上激素后可以在短时间内使尿蛋白转阴或降低，病情缓解。当然，应用激素也有一些副作用，如继发感染、发胖、影响身高等，因此，使用激素必须科学、规范，严格把握用药指征及疗程。

8. 激素治疗肾病综合征的作用原理是什么？

肾病综合征属于免疫反应介导的炎症性疾病，激素可以抑制炎症因子的生成，减少炎症部位白细胞聚集，从而抑制炎症反应。此外，激素还可以降低血管通透性，从而减少血尿及蛋白尿的发生。

9. 激素的用药原则是怎样的？

1）起始量要足，给药时间应定在早晨8点和下午4点　这是国际上多数肾脏病专家的意见，原因是这样才符合激素分泌的昼夜节律，能减轻激素的不良反应。

2）减药要慢　剂量越小，减量应越慢，突然停药或减量过快可能会导致停药反应，可能会使原发病复发或恶化，还可能会导致撤药综合征及肾上腺危象，表现为厌食、剧烈的恶心、体重减轻、关节痛、肌肉痛、嗜睡，甚至会出现严重的低血压、休克等，需及时抢救。

3）维持时间要长　激素减至最小维持量后需再服半年至一年，甚至更长时间。

对于病情较重或对激素耐药的患儿，医生会根据患儿的个体情况给予激素冲击、免疫抑制剂治疗，或进行其他的药物调整。

10. 肾病综合征激素治疗的疗程是怎样的？什么时候可以减量或停用？

肾病综合征的激素治疗分为诱导阶段和维持阶段。疗程6个月的为中疗程，多适用于初治患者或激素治疗4周内尿蛋白转阴者；疗程9个月的为长疗程，多适用于复发者或激素治疗4～8周内尿蛋白转阴者。对于频繁复发和对激素依赖的肾病综合征患者，可考虑低剂量激素维持治疗一年到一年半，然后再逐渐减量、停药。激素减量的速度应先快后慢。

11. 肾病综合征患儿在饮食方面要注意些什么？

1）低盐饮食　水肿时应进低盐饮食，以免加重水肿。禁用腌制食品，少用味精及食用碱。

2）优质蛋白饮食　孩子得了肾病综合征，大量血浆蛋白会从尿中排出，低蛋白血症容易导致水肿很难消下去，同时身体的抵抗力也会变差，而且会促使肝脏合成白蛋白的能力增强，因此，饮食中应给予足够的蛋白质和热量，可以让孩子多吃鱼、肉这些食物。

3）**低脂肪摄入**　患有肾病综合征的孩子一般会有高脂血症，因此，在饮食上要注意选择低脂肪的食物，以清淡饮食为主。

4）**相关微量元素的补充性摄入**　肾病综合征患儿，由于肾小球基底膜通透性增加，除了会丢失大量的蛋白质外，一些与蛋白结合的微量元素，如钙、镁、锌、铁等，也会同时丢失。因此，应给予适当补充，一般可进食含维生素及微量元素丰富的蔬菜、水果、杂粮等。

12. 如何护理肾病综合征患儿？

除了上述的饮食护理外，在家庭护理中，我们还需要注意以下几个方面：

① 保持患儿皮肤干净，多给孩子做口腔护理。

② 根据气温增减衣物。

③ 肾病综合征患儿，除水肿严重或并发感染，或存在严重高血压外，一般不需要卧床休息。即使需要卧床休息，卧床期间仍可保持适当的床上活动。病情缓解后，可适当增加活动量，以防肢体血管血栓形成。

④ 严密观察病情，如果患儿出现饮食减少、发热等现

象，应及时就医。

⑤定期回医院复查，叮嘱患儿按时吃药。

⑥加强心理护理，消除患儿的担心、忧虑。

13. 肾病综合征能治愈吗？

肾病综合征虽然病因复杂，治疗难度大，但是这种病确实是可以治好的。肾病综合征的治疗效果取决于多种因素：一是疾病本身的种类。病理诊断为"微小病变型"的患者预后最好，诊断为"局灶节段性肾小球硬化"和"膜增生型"的预后差。二是患者对药物的敏感程度。大部分肾病综合征患儿在起病1~2年内会遭遇复发，只不过有的频繁，有的不频繁，还有的对激素依赖或抵抗，即耐药。三是患儿及家长对治疗的配合程度。肾病综合征是一种慢性病，如果患儿及家长不重视治疗的科学、规范，过分担心激素的副作用，迷信"偏方"，不遵守医嘱吃药、复诊，不注意适当的饮食和日常生活护理，则疾病易复发、难治愈。

（张萍萍）

泌尿系统疾病

血液系统疾病

营养性贫血

1. 什么是贫血？

贫血是指外周血血红蛋白的量和红细胞数低于正常。血红蛋白低于下列值为贫血：6个月～6岁，<110克/升；6～14岁，<120克/升（注：海拔每升高1000米，血红蛋白上升4%）。小于6个月的婴儿存在生理性贫血，我国暂时规定，低于下列值为贫血：新生儿，<145克/升；1～4个月，<90克/升；4～6个月<100克/升。

2. 贫血分哪几种？

根据贫血的程度，贫血可分为轻、中、重、极重四度。具体标准见下表：

贫血程度的具体标准

	新生儿以外	新生儿
轻度	90克～正常下限/升	120～144克/升
中度	60～90克/升	90～120克/升
重度	30～60克/升	60～90克/升
极重度	<30克/升	<60克/升

根据病因的不同，贫血可分为红细胞和血红蛋白生成不足性贫血（如营养性贫血）、红细胞破坏过多性贫血（如溶血性贫血）和失血性贫血。

根据红细胞的形态，贫血可分为大细胞性贫血、小细胞性贫血和正细胞性贫血。

3. 什么是营养性贫血？为什么儿童常见营养性贫血？

营养性贫血是指造血物质缺乏造成的红细胞和血红蛋白生成不足。小儿营养性贫血主要分缺铁性贫血和巨幼红细胞贫血，后者是指维生素B_{12}或叶酸缺乏所致的贫血。小儿营养性贫血的主要发病原因是没有及时添加辅食或饮食不合理，也就是通常所说的饮食失调，尤其是含铁元素饮食的缺乏。

4. 缺铁性贫血发生的原因是什么？

缺铁常见的原因包括先天储铁不足、铁摄入量不足、生长发育快、铁吸收障碍、铁丢失过多。缺铁性贫血多发生于6个月~3岁的小儿。胎儿期在孕期后3个月获铁量最多，足月儿从母体所获得的铁足够出生后4~5个月用，而早产儿易缺铁。如果母亲在孕后期因疾病影响体内铁量，会导致婴儿患缺铁性贫血。儿童生长发育迅速，对铁的需要量大。小婴儿的主食是乳制品，而乳制品含铁量低，如果没有在辅食中添加富含铁元素的食物，则会导致缺铁性贫血。此外，如果宝宝在儿童期食物搭配不合理，或本身患有消化道疾病影响铁质吸收，或患有钩虫、蛲虫感染等导致隐性失血，也会造成缺铁性贫血的发生。

5. 营养性贫血的临床表现是怎样的？

营养性贫血主要表现为唇、口腔黏膜、甲床等苍白，头发枯黄，倦怠乏力，不爱活动或烦躁，食欲不振，发育迟缓。此外，少数患儿有异食癖（如喜欢吃泥土、煤渣等）。

6. 缺铁性贫血如何诊断？

诊断贫血很容易，凭血常规就可以诊断贫血并分度，但这仅仅是第一步，关键是贫血的病因诊断，只有找到病因，才能进行有效治疗。

如果怀疑是缺铁性贫血，医生会进行血涂片检查，并做血清铁检测等，以明确患儿体内是否缺乏铁元素。对于症状不典型的，必要时还会进行骨髓穿刺检查。如果治疗效果不好，还需进一步查找原发病，有的需要多次进行粪便潜血实验、尿常规检查、肝肾功能检查、生化或免疫学实验、胃肠道X线检查、胃镜检查等。

7. 缺铁性贫血如何治疗?

对于缺铁性贫血的患儿，除了一般治疗（如纠正不良的饮食习惯，多摄入含铁丰富的食物）、治疗原发病外，还需要补充铁剂，病情严重的可根据需要予以输血治疗。

铁剂是治疗缺铁性贫血的特效药。铁剂的种类很多，但不管是哪种铁剂，在服用时都应注意以下事项：

① 最好在两餐之间服用。一是有利于吸收，二是可以减轻铁质对胃黏膜的刺激。

② 避免与牛奶、钙片同时服用，也不要用茶喂服，以免影响铁的吸收。

③ 为促进铁的吸收，可同时服用维生素C。

④ 用量应遵医嘱。

⑤ 服用铁剂治疗缺铁性贫血，不应只纠正贫血，还应补足体内的储存铁，以备后用。因此，铁剂要用到血红蛋白恢复到正常水平后至少6~8周。

8. 缺铁性贫血的家庭养护要点有哪些?

① 饮食护理。避免干扰吸收的因素，忌吃菠菜、苋菜、空心菜等，不喝茶。供给充足的蛋白质，富含优质蛋白的食物有乳类、蛋类、瘦肉类、鱼、虾等。适当多吃富含维生素C

的蔬菜（如西红柿、柿子椒、苦瓜、油菜、小白菜、白萝卜等）和水果（如樱桃、猕猴桃、草莓、橘子、番石榴等）。多吃富含铁的食物，如动物肝、瘦肉、鱼、禽、动物血、坚果等。

② 注意卫生。贫血患儿抵抗力差，容易感染疾病，因此，应尽量少到人多的地方去，以免交叉感染。感染可使贫血加重。

③ 在医生的指导下服用铁剂。

④ 严重贫血的患儿，活动后易心悸、气急，必须卧床休息，必要时还需吸氧、输血。

（张萍萍）

G6PD 缺乏症

1. 什么是 G6PD 缺乏症？为什么又叫蚕豆病？

G6PD缺乏症是一种葡萄糖–6–磷酸脱氢酶（G6PD）缺乏所导致的疾病。由于病人存在先天性（遗传性）葡萄糖–6–磷酸脱氢酶（G6PD）缺陷，导致该酶活性降低，红细胞不能抵抗氧化损伤而遭受破坏，引起溶血。G6PD缺乏症病人食用新鲜蚕豆后会突然发生急性溶血，因此，G6PD缺乏症又叫蚕豆病。

2. G6PD 缺乏症的临床表现是怎样的？

G6PD缺乏症患者在不发病时与正常人一样，而一旦接触诱因（如食用蚕豆、服用或接触某些药物、感染等，见下表）导致溶血，早期可表现为厌食、低热、头昏、腹痛，继而出现呕吐、腹泻、腹痛加剧、黄疸、贫血、尿呈酱油色，此后体温升高，倦怠乏力加重，肝脏肿大，肝功能异常，约50%的患者存在脾大。严重病例可见昏迷、惊厥和急性肾衰竭，如不及时处理，可引起肝、肾或心功能衰竭，甚至死亡。

G6PD 缺乏症患者发生溶血的诱因

类别	建议禁用品	建议慎用品
食品	蚕豆、刀豆及其制品	
用品	樟脑丸（萘）	
西药	①伯氨喹啉、扑疟喹啉、戊奎 ②磺胺甲基异噁唑、磺胺吡啶、对氨苯磺酰胺、磺醋酰胺 ③乙酰苯胺 ④噻唑砜 ⑤萘啶酸、硝咪唑 ⑥消心痛、美蓝 ⑦苯肼、三硝基甲苯	①氯喹、奎宁、乙胺嘧啶 ②磺胺甲嘧啶、磺酰乙胞嘧啶、磺胺嘧啶、磺胺脒、磺胺二甲异噁唑、长效磺胺 ③扑热息痛、阿司匹林、非那西丁、氨基比林、安替比林、保泰松、安他唑啉 ④氯霉素、链霉素、雷米封、洗必泰、维生素 C、苯妥英钠、对氯基苯甲酸、苯海拉明、秋水仙碱、左旋多巴、甲萘醌、三甲氧苄氨嘧啶、安坦、扑尔敏、奎尼丁、维生素 K、维生素 K_3
中药		川连、珍珠粉（保婴丹）、蜡梅花、济公茶
感染		病毒或细菌感染

3. 如何诊断 G6PD 缺乏症？

有家族史的患者建议常规进行该病的筛查。目前，G6PD 缺乏症的实验室筛选试验包括高铁血红蛋白还原试验、荧光点试验及硝基四氮唑蓝纸片法。

凡符合下列 5 项之一者可确诊为 G6PD 缺乏症：

① 1 项筛选试验活性属严重缺乏值。

② 1 项筛选试验活性较正常平均值降低 40% 以上。

③ 2 项筛选试验活性均为中间缺乏值。

④ 1项筛选试验活性属中间缺乏值，伴有明确的家族史。

⑤ 1项筛选试验活性属中间缺乏值，伴有变性珠蛋白小体生成试验阳性，有40%的红细胞有Heinz小体（每个红细胞有5个或5个以上），并排除血红蛋白病。

4. 如何治疗 G6PD 缺乏症？

对于G6PD缺乏症，目前尚无特效治疗方法。对于G6PD缺乏症患者的急性溶血，治疗包括以下几个方面：

① 溶血严重出现重度贫血的患者可予输血治疗，但对血液来源应行葡萄糖-6-磷酸脱氢酶筛选，避免二次溶血。

② 早期应用大量肾上腺皮质激素治疗。

③ 补液改善微循环，促进排泄，并注意维持水、电解质平衡。

④ 对症处理。

（张萍萍）

特发性血小板减少性紫癜

1. 什么是特发性血小板减少性紫癜?

特发性血小板减少性紫癜是小儿常见的出血性疾病。发病年龄以2～5岁为多,没有性别差异。临床上以皮肤、黏膜自发性出血为特点,查血发现血小板减少。冬、春季节病毒感染高峰期发病较多。

2. 特发性血小板减少性紫癜的病因是什么?

特发性血小板减少性紫癜是由于人体产生抗血小板抗体导致血小板破坏过多,从而造成血小板减少,出现紫癜。其发病原因未明,研究认为本病与机体免疫有关,被认为是一种自身免疫性疾病。儿童特发性血小板减少性紫癜的发病可能与病毒感染密切相关,患者在发病前1～3周常有急性上呼吸道感染或其他诱发因素,如罹患水痘、风疹、麻疹,或新近预防接种等。

3. 特发性血小板减少性紫癜临床表现如何?

特发性血小板减少性紫癜一般起病隐袭,表现为散在的皮肤出血点及其他较轻的出血症状，如鼻出血、牙龈出血等。紫癜及瘀斑可出现在任何部位的皮肤或黏膜，以下肢为多，分布均匀。患者的出血表现在一定程度上与血小板计数有关：血小板数在（20~50）×10^9/升，轻度外伤即可引起出血，少数为自发性出血，多表现为瘀斑、瘀点等；血小板数小于20×10^9/升，有严重出血危险；血小板数小于10×10^9/升，可能出现颅内出血。

4. 特发性血小板减少性紫癜患儿需要做哪些检查？

1）**血常规及血涂片**　目的是了解是否存在血小板减少及贫血，并排除其他原因所致的血小板减少。特发性血小板减少性紫癜患者除血小板减少外，其他各系血细胞均在正常范围，部分患者由于失血可伴有贫血。

2）**骨髓穿刺涂片**　骨髓巨核细胞数量增多或正常，可形成血小板的巨核细胞减少。

3）**自身免疫系列抗体检测**　如风湿系列抗体、抗磷脂抗体、抗甲状腺抗体等，这些抗体检测应作为常规筛查项目。

4）**其他**　患者出血时间延长，血块回缩不良，束臂试验阳性；血小板寿命明显缩短，最短者仅有几个小时；血小板相关免疫球蛋白（PAIgG）增高。

5. 特发性血小板减少性紫癜的诊断标准是怎样的？

目前，特发性血小板减少性紫癜的诊断尚缺乏"金标准"或特异性诊断指标，主要依靠病史、体格检查、血常规和血涂片检查、骨髓细胞学检查等进行综合判断。

特发性血小板减少性紫癜的诊断要点如下：

① 有出血的表现；

② 多次检查血小板计数减少，血细胞形态没有异常；

③ 脾脏不大或轻度大；

④ 骨髓中巨核细胞数量正常或增多，有成熟障碍；

⑤ 排除其他继发性血小板减少症。

另外，对激素治疗有反应也是支持特发性血小板减少性紫癜诊断的重要依据。因此，不能见到血小板数目低下，一时又找不到真正的原因，没有进行相应的排查就诊断为特发性血小板减少性紫癜，以免误诊而采用错误的治疗方法。建议患者在正规的、有检查条件的医院进行确诊和治疗。

6. 特发性血小板减少性紫癜的治疗措施有哪些？

① 卧床休息，避免外伤。

② 防止和控制感染。

③ 一般止血药的应用，如安络血、止血敏、立止血等。

④ 积极控制出血。标准方案是"糖皮质激素+静脉用丙种球蛋白"。对于血小板低于10×10^9/升、有严重出血或存在严重出血风险者，应采取急症治疗手段，如血小板悬液输注（根据病情可重复使用）、大剂量激素冲击治疗和血浆置换（可有效清除患者血浆中的血小板抗体）。

⑤ 慢性特发性血小板减少性紫癜可使用免疫抑制剂。

⑥ 慢性特发性血小板减少性紫癜药物治疗效果不好，应用其他方法治疗无效时，可行脾切除。因脾切除后可能继发暴发性肺部感染或败血症，所以6岁以上的儿童才考虑做此手术。

7. 特发性血小板减少性紫癜一定要用激素治疗吗？疗程是多久？

糖皮质激素是特发性血小板减少性紫癜的首选治疗药物。出血较重者，可短期使用激素，血小板稳定（升至正常或接近正常）后可逐渐减少激素用量，维持治疗3～6个月或更久。病程短的初治者，激素治疗的有效率在80%以上。如果激素治疗4～6周后血小板仍未升高，说明治疗无效，应迅速减量至停用，改用其他治疗方法。

8. **激素治疗过程中应注意的问题有哪些？**

在临床中，常常遇到三种情况导致激素治疗不充分：一是激素减量过快。在血小板尚未稳定时就开始减量，或稳定后减量太快。二是停药过早，不做维持治疗。三是激素用量不足，包括开始剂量和维持剂量，主要是因为担心长期应用后的诸多副作用。激素治疗，强调初始治疗足量、减量适当和个体化、较长时间维持治疗。患者需按照医嘱用药，不能自行停药而导致前功尽弃，也不能自行减量而影响疗效。

9. **特发性血小板减少性紫癜预后如何？**

儿童特发性血小板减少性紫癜大多是急性型的，多可自然缓解。病程超过半年仍不能恢复者，应考虑为慢性型。少数患者在自然恢复后，会因某些感染性疾病而诱使本病再发。

儿童特发性血小板减少性紫癜属良性疾病，除极少数因血小板过低（低于10×10^9/升）而发生危及生命的出血外，一般预后良好。急性型尤其是儿童患者，80%可经治疗缓解。慢性型尤其是难治性的易反复发作，病程较长。

10. 特发性血小板减少性紫癜的家庭护理要点有哪些？

① 慢性病人适当限制运动。血小板$<50 \times 10^9$/升，不要做较强的体力活动，可以散步。

② 避免使用损伤血小板的药物，如阿司匹林、双嘧达莫等。

③ 预防损伤。不玩尖利的玩具和使用锐利工具，不做剧烈的、有对抗性的运动，刷牙选用软毛牙刷。家长要学会识别出血征象和压迫止血的方法，一旦发现出血，立即带孩子到医院复查或治疗。

④ 服药期间不与感染病人接触，去公共场所时戴口罩，避免感冒，以防加重病情或疾病复发。

⑤ 摄入高蛋白、高维生素、少渣饮食。

（张萍萍）

血友病

1. 什么是血友病？血友病遗传吗？

血友病是一组以凝血功能障碍为特征的出血性疾病，在先天性出血性疾病中最为常见。血友病具有遗传性，特征是凝血时间延长，终身具有轻微创伤后出血倾向，重症患者没有明显外伤也可发生"自发性出血"。血友病包括A、B、C三类，其中A类最常见，即因子Ⅷ促凝成分（Ⅷ：C）缺乏症，它是一种性连锁隐性遗传病，女性传递，男性发病。90%的血友病A患者有家族史。少部分血友病患者没有家族史，其发病可能因基因突变所致。

2. 血友病的临床表现是怎样的？

出血是血友病的主要临床表现，患者终身于轻微损伤或小手术后有长时间出血倾向。由于此病在新生儿期很少出现出血症状，所以很难被察觉。开始行走后，出血的机会增多，这才会引起家长的注意。血友病A和血友病B大多在2岁时发病。血友病A的临床表现轻重程度与Ⅷ：C活性密切相关，血友病C的出血症状一般较轻。

血友病患者的主要出血表现如下：

1）**皮肤、黏膜出血**　由于皮下组织，口腔、牙龈黏膜易于受伤，所以这些地方是出血的好发部位。幼儿常见头部碰撞后出血和血肿形成。

2）**肌肉出血（血肿）和关节积血**　这是血友病特征性的临床表现之一。关节积血多见于膝关节，其次为踝关节、髋关节、肘关节、肩关节。

3）**创伤或手术后出血**

4）**其他部位的出血**　如呼吸道出血（表现为鼻出血、咯血）、消化道出血（表现为呕血、黑便）和泌尿道出血（表现为血尿），也可发生颅内出血。颅内出血是血友病最常见的致死原因。

3. 血友病如何诊断？需要做哪些检查？

血友病可根据病史、临床出血特点、APTT延长的纠正试验和凝血因子测定结果而确诊。

怀疑血友病，需要做如下一些检查：血常规，血小板计数，凝血功能试验及纠正试验，凝血因子检查（鉴定血友病类型），基因诊断。

4. 血友病的治疗方法有哪些？

目前，血友病尚无根治方法，因此重在预防。进行遗传咨询，严格婚前检查，加强产前诊断，及时终止妊娠，是减少血友病发生的重要方法。

具体治疗措施包括：

① 对表面创伤、鼻或口腔出血可局部压迫止血，或用纤维蛋白泡沫、明胶海绵蘸凝血酶敷伤口。早期关节出血者，宜卧床休息，并用夹板固定肢体，放于功能位置；也可局部冷敷，并用弹力绷带缠扎。关节出血停止、肿痛消失后，可做适当体疗，以防关节畸形。严重关节畸形可进行手术矫形。

② 替代疗法是治疗血友病的有效方法，应尽早开始，以减少并发症。替代药物包括新鲜血浆和新鲜冰冻血浆及其冷沉淀物。

③ 基因治疗：目前正在研究中。

血友病患儿应自幼养成安静的生活习惯，以减少和避免外伤出血。尽可能避免肌肉注射。如因患外科疾病需要做手术，应在术前、术中和术后补充所缺乏的凝血因子。

5. 血友病预后如何？

血友病A发病年龄越早预后越差，主要死亡原因是意外损伤，其次是手术后失血，器官内出血或颅内出血也是导致患者死亡的重要原因。

6. 血友病的家庭护理要点是什么？

① 不能吃含有抑制血小板聚集物质的食物。忌食鱼类及海鲜，因为鱼肉中所含的二十碳五烯酸可抑制血小板凝集，从而加重出血症状。忌食黑木耳，因为黑木耳有抑制血小板聚集、防止血栓形成的作用。忌食富含维生素E的食物，因为富含维生素E的食物有防止血栓形成的作用。

② 尽量以少渣、易消化的食物为主，少吃含粗纤维的以及具有刺激性的食物。

③ 多吃蛋、瘦肉、奶制品及新鲜的绿叶蔬菜。这样不但可以补充促凝血物质，减少出血机会，还能促进身体健康。

（张萍萍）

淋巴瘤

1. 淋巴瘤是一种什么病？

　　淋巴瘤是原发于淋巴结或其他淋巴组织的恶性肿瘤。淋巴细胞属于血细胞，分布于全身各处，因此恶变的淋巴细胞，也就是淋巴瘤细胞，全身各处都可出现。近年来，由于环境污染等多种因素的影响，淋巴瘤的发病率不断上升，儿童、青少年的发病率上升得更快。据统计，目前淋巴瘤的发病率为3.5/10万。淋巴瘤可发生于任何年龄段，其中儿童发病率最高。淋巴瘤在儿童恶性肿瘤中位居第三位，仅次于白血病和中枢神经系统肿瘤。淋巴瘤是影响儿童及青少年健康的重要疾病之一。

2. 淋巴瘤的临床表现是怎样的？

　　无痛性、进行性淋巴结肿大或局部肿块是淋巴瘤共同的临床表现。

　　淋巴瘤的临床表现具有以下两个特点：

　　1）**全身性**　大约60%的淋巴瘤患者的首发症状是颈部、腋窝、腹股沟等处的表浅淋巴结肿大，不痛不痒，开始时可能是单一淋巴结肿大，慢慢地数目增加，而且越肿越大。此外，早期常伴有全身症状，如发热、消瘦、盗汗等。淋巴结肿大，如果在一个月之内缩小，可能是感冒、上呼吸道感染等引起的；如果出现发热、出冷汗、消瘦、淋巴结逐渐增大等症状，应提高警惕，到医院做进一步检查，以排除恶性淋巴瘤。

2）多样性 累及的组织器官不同，受压迫或浸润的范围和程度不同，引起的症状也不同。淋巴瘤可发生于胸腔、腹腔等处的淋巴结，也可发生于肺部、肝脏、肾脏、骨骼、大脑、皮肤等处。如果发生于胃、小肠、大肠，则可能有腹胀、便血、呕吐、腹痛等消化性溃疡或胃肠机能障碍的症状；如果淋巴瘤侵犯骨髓，则可能出现脸色苍白、发烧、出血等血液病的症状。

3. 淋巴瘤的分类是怎样的？

根据病理分型，淋巴瘤可分为霍奇金淋巴瘤和非霍奇金淋巴瘤两大类，其中非霍奇金淋巴瘤占2/3以上。在儿童及青少年患者中，不但以非霍奇金淋巴瘤为主，而且高度恶性者占绝大多数。

4. 淋巴瘤的诱发因素可能有哪些？

淋巴瘤与其他肿瘤一样，其发病是多因素导致的，目前认为主要有以下几点：

1）**理化因素**　空气污染、水污染、食品污染、辐射等。

2）**感染因素**　目前知道的与淋巴瘤相关的病毒、细菌有EB病毒、艾滋病病毒、幽门螺杆菌等。

3）**心理因素**　长期心理上的紧张和焦虑如果不能得到很好的缓解，机体免疫功能下降，容易发生淋巴瘤。

4）**饮食因素**　食品过于精细，微量元素、维生素摄入不足，会导致免疫力低下，容易发生淋巴瘤。

5）**遗传因素**　淋巴瘤存在家族聚集现象，这可能与遗传因素以及生活习惯、生活方式、生活环境相似有关。

5. 淋巴瘤如何诊断?

淋巴瘤的诊断依据是病理学检查。取得足够、合适的病理标本是正确诊断的首要条件。通常伴有浅表淋巴结肿大者，可常规进行淋巴结活检。纵隔或腹腔内淋巴结肿大而缺少表浅淋巴结肿大者，需要剖腹或开胸获取标本。当深部淋巴结融合成巨块时，以Tru-Cut针穿刺获取标本效果相当满意。

6. 淋巴瘤如何治疗?

1）**放化疗**　绝大多数淋巴瘤都需要采用以化疗为主的放、化疗结合的综合治疗方案。

2）**生物治疗**　单克隆抗体美罗华对CD20阳性B细胞恶性

淋巴瘤有效。部分淋巴瘤放化疗结束后，采用干扰素治疗，能提高治愈率。

3）骨髓或造血干细胞移植　这是目前高度恶性淋巴瘤、部分治疗后复发或首次治疗未愈病人的最佳选择。

4）手术治疗　仅限于切取活检病理检查明确诊断，或切除结外器官的淋巴瘤，术后仍需放疗或化疗。

对于晚期淋巴瘤患者，可以采取保守治疗，手术已不能进行，化疗可以缓解一下症状。

7. 淋巴瘤可以治愈吗？

总的来说，淋巴瘤是一种治愈率比较高的恶性肿瘤。其预后与组织类型及临床分期密切相关。据统计，目前我国每年新发淋巴瘤患者约8.4万人，死亡人数超过4.7万人，并且发病率以每年5%的速度上升。但值得欣慰的是，随着淋巴瘤诊断与治疗技术的提高，淋巴瘤已不是"绝症"，如果能做好规范化的诊断与治疗，约六成的淋巴瘤患者可获治愈，逾四成患者可获得较长期的生存和较好的生活质量。

8. 预防淋巴瘤应特别注意什么？

儿童及青少年淋巴瘤与成人淋巴瘤的诱因基本上是一样的，要针对诱因进行预防。对于儿童及青少年来讲，在预防方面要特别重视以下几点：

1）预防室内污染　预防装修污染，刚装修过的房屋入住前需空置通风。减少电离辐射，儿童尽量避免使用手机，避免长时间使用电脑。

2）科学饮食，预防营养不良　多吃富含维生素及其他微量元素的蔬菜和水果，增强机体免疫力。另外，还可以适量吃些抗癌食物，如核桃、荸荠、荔枝等。

3）防治病毒感染　经常熬夜、营养不均、学习压力过大、缺乏运动会使免疫力下降，容易导致病毒的反复感染或经久不愈，特别是EB病毒感染，有可能诱发淋巴瘤。如果发生病毒感染，特别是EB病毒感染并导致淋巴结肿大，要尽快治疗。

（张萍萍）

白血病

1. 什么是白血病?

  白血病是造血系统的恶性肿瘤,又称血癌,是造血组织中异常血细胞过度增生并进入血流,甚至浸润到全身各组织和器官而引起的。白血病是小儿恶性肿瘤中最多见的一种,是5岁以上小儿死亡的主要原因之一。与成人白血病不同的是,小儿白血病中90%以上为急性白血病。

2. 小儿贫血就是白血病吗?

  儿童及青少年容易因为挑食、厌食等导致营养不均而发生营养性贫血(多为缺铁性贫血),营养性贫血经过饮食调整以及及时补充铁剂,很快就能恢复。白血病引起的贫血,除非通过根治性化疗,其症状只会越来越重。

3. 常流鼻血就是白血病吗?

  有些家长可能会问:"我家小孩经常流鼻血,莫非是患了白血病吗?"答案是否定的。儿童鼻腔黏膜血供丰富,所以流鼻血的现象并不少见。但是,这种出血多为一侧鼻腔出血，而且出血通常能很快自动停止。白血病引起的流鼻血多为双侧鼻腔出血，而且难以自动停止，同时还可能伴随其他部位的出血征象。这一区别能帮助家长消除不必要的恐慌。

4. 小儿白血病是遗传的吗？

白血病不属于遗传性疾病，但也不能排除有一定的遗传倾向。有研究显示，当家庭中有一个成员发生白血病时，其近亲发生白血病的概率要比一般人高2～4倍。也有报道称，双胞胎之一患有白血病，另一位白血病的发病率要比正常人高出至少10倍。而且，白血病患者家族中其他成员可能会患有其他恶性肿瘤或其他遗传性疾病，而这些疾病患儿的白血病发病率比一般小儿明显增高。但是，这种现象并没有一定的规律，所以很难说白血病一定有遗传性。

5. 小儿白血病的病因是什么？

小儿白血病的发病原因至今尚不明确。研究认为，小儿白血病与多种因素有关，如病毒感染、物理和化学因素（如电磁辐射）、遗传因素等。

6. 如何早期发现小儿白血病？小儿白血病的临床表现有哪些？

治疗白血病是医生的责任，而早期发现则要依靠广大家长。发热、贫血和出血是白血病患儿最常见的临床症状。

1）发热 发热是白血病患儿最常见的首发症状。由于正常白细胞尤其是成熟的粒细胞缺乏，所以机体的正常防御机能出现障碍，因而易继发感染而致发热。当孩子出现不明原因的发热或反复治疗效果欠佳的感染性疾病时，家长们就应提高警惕。

2）贫血 白血病患儿之所以发生贫血，是由于骨髓被大量白血病细胞侵占了，导致骨髓红细胞及血色素生成能力减低甚至消失。贫血早期表现为脸色苍白、头晕乏力等非特异性症状，但白血病患儿的贫血是一个隐蔽而缓慢的病变过程，因此可能会被家长们忽视。

3）出血 白血病的另一个重要症状是出血。几乎所有患儿都会有不同程度的出血，常常表现为皮肤出血点或瘀斑、鼻出血、牙龈出血、口腔或舌头血疱等，年龄较大的女孩还可表现为月经过多，病情严重的患儿可发生内脏出血。出血的发生与白血病细胞侵占正常骨髓造成血小板质和量的异常有关。此外，白血病患儿的出血症状往往难以控制。

4）其他 白血病细胞在骨髓外的浸润，可使患儿出现关节疼痛、颈部无痛性肿块（淋巴结肿大）和腹胀（肝脾肿大）。白血病也可侵犯中枢神经系统，表现为头痛、呕吐或口角歪斜、眼睛不能闭合等。另外，对于小男孩，白血病容易侵犯睾丸，导致一侧或双侧睾丸无痛性肿大。

如果孩子出现了上面提及的一种或几种症状，请务必带孩子去医院检查，以提高早期诊断率。

7. 小儿白血病的并发症有哪些？

1）贫血和出血　贫血呈进行性加重。患儿存在不同程度的出血，可以是眼底视网膜出血（会导致视力减退），也可以是消化道和泌尿道出血，还可以是颅内出血等。消化道出血和颅内出血可导致患儿死亡。

2）感染　白血病常并发感染，且易扩散为败血症。

3）其他　白血病可并发骨髓衰竭和全身组织器官被白血病细胞浸润。中枢神经系统被浸润时，可并发中枢神经系统白血病；胃肠道、肺、胸膜、心脏被浸润时，会引起相应脏器功能障碍的症状。

8. 小儿白血病如何诊断？

小儿白血病患者需要做的检查主要包括血象、骨髓象、免疫组化染色、骨髓细胞免疫学分型、白血病融合基因检测、染色体核型分析及影像学检查等。

小儿白血病的诊断并不困难，外周血血常规检查发现白细胞计数明显增高，并在显微镜下见到幼稚细胞，应考虑本病的可能。进一步做骨髓涂片检查可明确诊断。骨髓检查不单是诊断该病的"金标准"，还能帮助医生区分白血病的具体分型，从而选择适宜的治疗方案。

9. 小儿白血病的治疗原则是什么？

小儿白血病分很多亚型。可根据患者的病情、年龄、性别、白血病的类型，综合分析，采取相应的治疗方式。总体原则是早诊早治，长期治疗，预防复发。应采用以化疗为主的综合治疗手段，可配合支持疗法、免疫疗法或做骨髓移植。

10. 小儿白血病的治疗现状如何？

小儿白血病的治疗以化疗为主，只有少数高危患者需要放疗或进行骨髓移植。化疗的目的是杀灭白血病细胞，解除白血病细胞浸润引起的症状，缓解病情以至痊愈。化疗的原则是多药联合和多疗程治疗，化疗强度及方案根据临床危险度分层而定。虽然不同亚型白血病的治疗方法有所不同，但治疗原则不变，一般情况下持续完全缓解3年者可停药观察。中枢神经系统治疗开始于临床早期，其治疗的时间长度根据患者的复发风险、全身治疗的强度和是否使用了颅脑放射而定。

现在治疗白血病比较有效的方法就是骨髓移植。对于高危患者，骨髓移植不仅可以提高生存率，还可能使白血病得到根治。但是，现在骨髓库里的骨髓库存非常少，而且并不是所有的白血病患者都适合进行骨髓移植。究竟采用什么样的方法进行治疗，最好在专科医生的建议下进行选择。

11. 小儿白血病的预后如何？

以前，在家长眼中，小儿白血病是一种绝症。随着医学的进步，近年来，总体上讲，早期发现、正规治疗的白血病患儿大部分都可以恢复健康。当然，不同分型及分期的白血病患儿的预后存在一定的差异，如急性淋巴细胞白血病患儿80%以上可以得到根治；幼儿期的白血病如能及时发现，采用适当的治疗措施，往往也能取得满意的疗效；但也有少部分患儿治疗效果不甚理想。小儿白血病的治疗一般需要较长的时间（可能需要3年以上），治疗过程中可能会出现各种意想不到的并发症，治疗费用也难以估计，具体预后因人而异。

12. 白血病患儿在饮食方面应注意些什么？

急性白血病是一种恶性程度高的血液系统肿瘤，对人体消耗极大，所以饮食上要加强营养，以增强机体抗病能力，缓解病情，支持治疗。应多吃高蛋白、高维生素、高热量、易消化的食物，多吃新鲜水果、蔬菜，少吃辛辣、刺激性食物。食物不能过热、过冷或粗糙，以免损伤口腔黏膜。食物要经过加热消毒，尽量少食多餐，生、冷、不洁食物是不能吃的，以防肠道感染。

13. 小儿白血病的家庭护理要点有哪些？

① 白血病患儿免疫力弱，抵抗力较低，非常容易受到感染，所以应经常换洗被褥，勤洗澡，勤换内衣、内裤，尤其要保证口腔卫生，与同龄儿童玩耍时要避免交叉感染。

② 预防出血。使用软毛牙刷刷牙，刷牙动作要轻柔，防止牙龈出血。不能玩刀、剪子等利器，并要限制剧烈活动，避免可能造成的身体伤害。

③ 进行饮食上的节制（见上述饮食注意事项）。

④ 病情允许的情况下可以经常到户外走走，逛逛公园，呼吸一下新鲜空气。

⑤ 白血病患儿一般住院时间较长，所以常常会产生抑郁、苦闷和孤独感。家长一定要调整好心态，多与患儿沟通，给患儿多一些温暖和关爱，和孩子一起战胜病魔，重拾健康。

（张萍萍）

心血管系统疾病

先天性心脏病

1. 什么是先天性心脏病？

　　先天性心脏病是先天性畸形中最常见的一类，也是小儿最常见的心脏病，是指在胚胎发育时期由于心脏及大血管的形成障碍或发育异常而引起的心脏解剖结构异常，或出生后应自动关闭的通道未能闭合（对胎儿来说属于正常）的情形。我国每年大约有15万新生婴儿患有各种类型的先天性心脏病。先天性心脏病根据畸形的不同分为很多种，不同种类的先天性心脏病症状千差万别，最轻者可以终身没有症状，重者出生即出现严重症状，如缺氧、休克甚至夭折。

2. 先天性心脏病会遗传吗？

　　先天性心脏病有一定的遗传性，但是没有一定的遗传规律，所以不能称为遗传病。例如，在一个家庭中，有可能兄弟姐妹同时患先天性心脏病，或父母子女同时患先天性心脏病；另外，不少染色体异常的遗传病同时有心脏血管畸形。这说明先天性心脏病有遗传因素存在，有一定的遗传倾向。遗传学研究认为，先天性心脏病是由环境因素、遗传因素，或两者共同作用引起的。

3. 先天性心脏病的病因是什么？

先天性心脏病的发病原因有很多，遗传因素仅占8%左右，绝大多数是环境因素造成的。一般认为，妊娠早期（5～8周）是胎儿心脏发育最重要的时期，服用药物、感染病毒、环境污染、射线辐射等都会使胎儿心脏发育异常。此外，先天性心脏病也可能因父母生殖细胞染色体畸变引起。目前公认，多数先天性心脏病是多个基因与环境因素相互作用的结果。值得指出的是，有些先天性心脏病与出生地海拔有关。

4. 先天性心脏病的常见症状有哪些？

先天性心脏病常见以下症状（轻症患者可无明显症状）：

1）**青紫**　可于出生后持续存在，也可于出生后3～4个月逐渐显现。口唇、甲床、鼻尖处最明显。

2）**心脏杂音**　多数先天性心脏病患儿都存在心脏病理性杂音。

3）**体力差**　由于心功能差、供血不足和缺氧所致。

4）**易患呼吸道感染**　多数先天性心脏病患儿平时易反复患呼吸道感染，反复呼吸道感染又会进一步导致心功能衰竭。二者互为因果，成为先天性心脏病患儿的重要死亡原因。

5）**心衰**　临床表现为面色苍白、憋气、呼吸困难、心动过速、血压偏低、肝大。

6）发育障碍　先天性心脏病患儿往往发育不正常，表现为瘦弱、营养不良、发育迟缓等。

7）其他　如胸廓畸形、杵状指等。

家长们如果发现自己的孩子有上述症状，应及早带孩子到医院就诊，以判断是否存在先天性心脏病。

5. 先天性心脏病有哪些类型？

根据左右心腔或大血管间有无分流和临床有无青紫，可将先天性心脏病分为以下3类：

1）左向右分流型（潜伏青紫型）　这种类型的心脏病在左、右两心腔间存在异常通道。安静状态下，由于体循环压力高于肺循环，血液从左心腔向右心腔分流，因此不出现青紫。但当屏气、剧烈哭闹或任何病理情况致右心压力增高，超过左心压力时，则可使氧含量低的血液自右向左分流而出现青紫。常见的畸形有动脉导管未闭、室间隔缺损、房间隔缺损等。

2）右向左分流型（青紫型）　由于畸形的存在，致右心压力增高并超过左心压力而使血液从右向左分流（或大动脉起源异常），大量氧含量低的静脉血流入体循环，所以患儿会出现持续性青紫。常见的畸形有法洛四联症、大动脉错位等。

3）无分流型（无青紫型）　在心脏左、右两侧或动、静脉之间无异常通路或分流，如主动脉缩窄、肺动脉狭窄等。

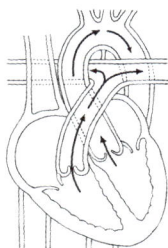

正常心脏

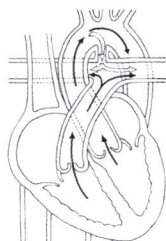

动脉导管未闭

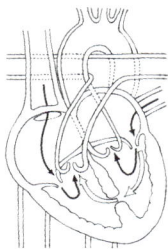

室间隔缺损

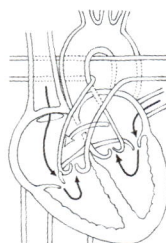

房间隔缺损

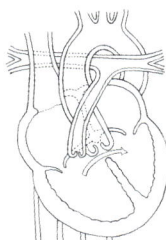

法洛四联症

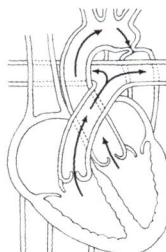

主动脉缩窄

正常心脏与先天性心脏病

6. 先天性心脏病可以治愈吗？预后如何？

少部分先天性心脏病有自愈的机会。有的则随着年龄的增大，并发症渐渐增多，病情逐渐加重。随着医学技术的飞速发展，先天性心脏病的手术效果已经得到极大的提高。目前，如果患者能够及时进行手术治疗，可以和正常人一样生活，生长发育不受影响，并能胜任普通的工作。

7. 先天性心脏病患儿常做的检查有哪些？

1）**X线检查**　可见肺纹理增加或减少、心脏增大。

2）**超声检查**　可对心脏各腔室和血管大小进行定量测定，用以判断心脏解剖上的异常及其严重程度，是目前常用的先天性心脏病的诊断方法之一。

3）**心电图检查**　能反映心脏位置，心房、心室有无肥厚，以及心脏传导系统的情况。

4）**心脏导管检查**　是进一步明确诊断和决定手术前的重要检查方法之一。

5）**心血管造影**　通过心脏导管检查仍不能明确诊断而又需考虑手术治疗的患者，可做心血管造影。心血管造影可很好地显示心房、心室及大血管的形态、大小、位置，以及有无异常通道等。

8. 如何诊断先天性心脏病？

是否患有先天性心脏病可根据病史、症状、体征和一些特殊检查的结果来综合判断。

1）**病史** 包括母亲怀孕的最初3个月有没有病毒感染、放射线接触史、服药史、糖尿病史、营养障碍、环境与遗传因素等。

2）**常见症状** 如呼吸急促、青紫，尤其要注意青紫出现时的年龄、时间，与哭叫、运动等有没有关系，是阵发性的还是持续性的。如果患儿存在营养不良、发育迟缓等情况，则有助于诊断。

3）**体征** 医生会对疑诊病人做相应的体格检查，如发现有典型的器质性杂音、心音低钝、心脏增大、心律失常、肝大，应做进一步检查。

典型的先天性心脏病，通过X线、心电图、超声心动图检查，必要时做心脏导管及心血管造影检查后，诊断并不困难。

9. 先天性心脏病患儿要做手术吗？

少部分先天性心脏病患儿在5岁前有自愈的机会。另外，有少部分患者畸形轻微，对循环功能没有明显影响，无须任何治疗。但大多数先天性心脏病患儿随着年龄的增大，并发症会渐渐增多，病情也逐渐加重，需要通过手术矫正畸形。所以，一旦宝宝被确诊为患有先天性心脏病，应尽早去心脏外科就诊，由医生决定治疗方案。至于选择何种治疗方法，是不是需要手术，何时手术，要看病变的类型和程度。一般来讲，畸形越复杂，对血流动力学的影响就越大，越应尽早手术治疗。

10. 先天性心脏病手术分哪几种？

先天性心脏病的手术方法主要根据心脏畸形的类型和病变的严重程度等因素综合确定，手术方法可分为根治手术、姑息手术、心脏移植三类。

根治手术可以使患者的心脏结构回到正常状态。姑息手术仅能起到改善症状的作用，不能取得根治效果，主要用于目前尚无根治方法的复杂的先天性心脏病。心脏移植主要用于终末期心脏病及无法用目前的手术方法治疗的复杂的先天性心脏病。

11. 先天性心脏病患儿在饮食方面应注意些什么？

1）**低脂饮食**　应少吃胆固醇含量高的食物，如动物内脏、蛋黄、鱼子、奶油等。烹饪时多用含不饱和脂肪酸高的植物油，少用富含饱和脂肪酸的动物油。

2）粗细搭配，多吃含维生素和纤维素较多的食物　糙米、杂粮、豆类、胡萝卜、绿叶蔬菜，以及苹果、梨、香蕉等水果，含维生素和纤维素较多，应多吃。

12. 如何预防先天性心脏病？

1）做好孕期保健　首先，要做到适龄婚育，35岁以上的孕妇发生胎儿基因异常的风险明显增加；其次，要注意妊娠期特别是妊娠早期的保健，积极防治感染；最后，要注意避免接触放射线及一些有害物质，避免服用对胎儿发育有影响的药物。

2）孕前要做好心理、生理状态的调节　如果准妈妈有吸烟、饮酒等不良习惯，应至少在怀孕前半年就改掉。

3）孕期避免去高海拔地区旅游　高海拔地区的先天性心脏病发生率明显高于平原地区，这可能与缺氧有关。

（张萍萍）

病毒性心肌炎

1. 什么是病毒性心肌炎？

病毒性心肌炎是病毒感染后侵入心脏而引起的心肌炎症。近年来，病毒性心肌炎的发病逐渐增多。本病各年龄段均可发病，但以学龄前及学龄儿童多见，好发于夏、秋季。病毒性心肌炎患者在发病前大多有感冒的症状，由于孩子无法准确描述自己的主观感受，所以给早期发现和诊断带来了一定的困难，很多病毒性心肌炎被误认为感冒而耽误了治疗。

2. 如何判断孩子可能得了病毒性心肌炎？

大部分病毒性心肌炎患儿往往一开始先出现感冒或腹泻的症状，经过数天或2~3周，原有症状逐渐消失，转为面色发灰、多汗、手脚发凉、精神不振，没有以前那么活泼了，孩子老是昏昏沉沉的，年龄大一些的孩子可能会诉说头晕、心慌等。另外，孩子的脉搏也会发生变化，会出现安静时脉搏过快（每分钟超过120次）或过慢（每分钟少于60次）或脉搏不规律（感觉跳了几次就出现比较长的间歇）。如果家长发现孩子出现了上述情况，一定要提高警惕，尽快带孩子去医院就诊。

3. 诊断病毒性心肌炎要做哪些检查？

1）**心肌酶**　肌酸激酶（CK）及其同工酶（CK-MB）在病毒性心肌炎早期就会升高；乳酸脱氢酶（LDH）及其同工酶（LDH-1～LDH-5，LDH-C4）在病毒性心肌炎时也会升高，尤其是LDH-1升高最明显；心肌肌钙蛋白（cTn）是评价心肌损害最为特异和敏感的指标。

2）**心电图**　可见各种心律失常。

3）**超声心动图**　可显示心房、心室的扩大程度，心室收缩功能的受损程度，有无心包积液及瓣膜功能情况等。

4）**病毒学检查**　可从咽部分泌物或粪便中分离到病毒，或从血液中检测到病毒抗体。

5）**心肌活检**　心肌活检被认为是诊断病毒性心肌炎的"金标准"，但由于取样困难，所以阳性率不高。

4. 如何治疗病毒性心肌炎？

对于病毒性心肌炎，目前尚无特殊的治疗方法，主要采取综合治疗措施。急性期应卧床休息，吃易消化和富含维生素、蛋白质的食物，给予促进心肌代谢的药物，积极预防、及时控制心力衰竭，有心律失常者用抗心律失常药。作为患儿家长，应积极配合医生的治疗，并注意生活上的护理。

5. 病毒性心肌炎可以治愈吗？预后如何？

病毒性心肌炎，只要及时诊断和治疗，大部分是可以治愈的，不会影响孩子今后的健康。但如果治疗不及时或没彻底治愈，常会复发，甚至发展成迁延性心肌炎或心肌病，到那时要恢复正常就非常困难了，而且会影响孩子的发育。2%～3%的孩子会出现心脏扩大等重症或死亡。

6. 如何预防病毒性心肌炎？

① 预防感冒、肠道病毒性感染。

② 加强锻炼，增强体质，提高机体抗病能力。

③ 注意防寒保暖。

④ 居室经常开窗通风。

⑤ 少到人群密集的场所，防止交叉感染。

⑥ 一旦发现病毒感染，要注意充分休息，避免过度疲劳。

（张萍萍）

心律失常

1. 什么是心律失常？

心律失常也叫心律不齐，是指由于各种原因使心脏的传导发生障碍，引起心跳的节律或频率出现异常。儿童的心律失常可以是先天性的，也可以是获得性的；可以是生理性的，也可以是病理性的。小儿以窦性心律不齐最为常见。

2. 小儿心律失常有哪些类型？

1）窦性心律不齐　主要表现为心率随呼吸而改变，吸气时心率加快、发热、运动、情绪紧张、哭闹后心律不齐消失。

2）窦性心动过速　婴儿每分钟心跳在140次以上，1～6岁小儿每分钟心跳在120次以上，6岁以上小儿每分钟心跳在100次以上，心电图P波为窦性，称为窦性心动过速。许多原因均可致小儿窦性心动过速。窦性心动过速常出现在发热、哭闹、运动或情绪紧张时，若发生在睡眠时，则应详细检查其原因，如贫血、慢性传染病、先天性心脏病、心肌炎、风湿热、心力衰竭及甲状腺功能亢进以及应用肾上腺素或阿托品等。

3）阵发性室上性心动过速　4个月以下的小婴儿多见，常突然发作，宝宝会有烦躁不安、面色苍白、出冷汗、四肢凉、呼吸急促等表现。

4）**早搏**　早搏是由于异位节律点提前发出冲动而引起的心脏搏动。可以通过心电图检查来确诊。

5）**房室传导阻滞**　可由先天性心脏病、心肌炎、药物中毒、低血钾等原因引起。

3. 小儿心律失常的发病与哪些因素有关？

近年来，小儿心律失常有增多的趋势，其发病可以是心肌本身的疾病所引起，也可以由心脏外的其他问题所致。

病理性心律不齐常由以下原因引起：

1）**先天发育异常**　如先天性完全性房室传导阻滞、先天性Q-T间期延长综合征以及预激综合征等。

2）**继发于心脏疾病**　如风湿性心脏病、心肌炎等。

3）**继发于非心脏疾病**　如中枢神经系统疾病、内分泌及代谢性疾病、电解质紊乱（低血钾、高血钾、高血钙）、感染、外伤及心脏导管术后等。

4）**药物影响**

4. 小儿心律失常的表现有哪些？

少数轻型心律失常可以没有任何症状，仅在体检中被发现。小儿病理性心律失常常见以下表现：婴幼儿可表现为拒食、呕吐、面色苍白、呼吸急促、嗜睡等；年长儿可自诉心慌、胸闷、头晕等；新生儿和婴儿还可能有呼吸急促、面色苍白、出汗、烦躁不安、拒奶、发绀等症状。心脏听诊常可发现心率、心律、心音的改变，有时可以听到杂音。

5. 如何诊断小儿心律失常？

本病通过心电图检查一般可以确诊。临床上最主要的是对引起心律失常的原因进行鉴别。对于可疑病人，如果心电图检查未见异常，必要时可以做动态心电图检查。

6. 如何治疗小儿病理性心律失常？

必须针对心律失常的性质及原因，根据心律失常的具体类型及个体差异，予以抗心律失常治疗。

心外因素（如感染、药物中毒、电解质紊乱等）引起的心律失常，单纯祛除这些病因，心律失常即可消除。有些心律失常找不到明确的病因，临床上没有症状或症状轻微，心脏检查正常，不一定用抗心律失常药物，预后较好。对于有明显症状及健康危害的心律失常，需充分了解抗心律失常药的药理作用、用法、剂量、药效出现时间、维持时间、适应证以及副作用，合理使用药物。对于严重的顽固性心律失常，还可以用非药物手段治疗，如电击复律、电起搏、射频消融术及外科治疗等，其中，射频消融术已广泛应用于室上性心动过速的根治，成功率可达90%。但小儿血管细、心脏小，实施射频消融术难度高、风险大，因此要慎重选择。

7. 小儿心律失常预后如何？

小儿心律失常的预后视病因及心律失常类型的不同而不同。一般来说，随着原发病的治愈、病因的排除，心律失常也多得到治愈。如有器质性心脏病，或出现严重的并发症，则预后较差，病死率相对较高。

（张萍萍）

风湿免疫性疾病

风湿热

1. 什么是风湿热?

风湿热是儿科常见的危害学龄期儿童生命和健康的主要疾病，发病年龄以5～15岁多见，男女均可发病，近年来风湿热的发病率有明显下降的趋势。

风湿热主要累及关节和心脏，其次可侵犯皮肤、浆膜、血管和神经系统。以心脏损害最为严重，25%～50%的患儿可遗留心脏瓣膜永久性损害，以至影响到成年期健康。因此，对小儿风湿热特别是伴发心脏病变者，必须早期诊断、彻底治疗。

2. 风湿热的常见病因有哪些?

小儿风湿热的病因与发病机理尚未完全阐明，目前认为本病的发生与溶血性链球菌感染有关，患者发病前2～3周常有咽峡炎、扁桃体炎、上呼吸道感染等链球菌感染史。

3. 风湿热的临床表现有哪些?

约半数病例在发病前2～3周有上呼吸道感染史。病初多有发热，热型不规则，有面色苍白、多汗、疲倦、腹痛等非特异性症状，随后常出现下述特异性症状和体征：

1）**关节炎**　风湿性关节炎是风湿热的一个主要表现，主要累及膝、踝、肩、肘、腕等大关节，呈多发性和游走性（即原来侵及的关节症状消失后，其他关节又迅速被波及，此起彼伏），受累关节局部红、肿、热、痛，存在功能障碍。经适当治疗后，关节炎可完全治愈而不留畸形。轻症病人可只有关节酸痛而无局部红肿表现。

2）**心脏炎**　患儿年龄越小，心脏受累的可能越大。常见心脏表现有心肌炎、心内膜炎、心包炎等。轻者可无明显症状，仅有心率增快和轻度的心电图变化，重者可导致心力衰竭。

3）**皮肤损害**　可见皮下结节（圆形，质硬，可活动，无压痛，常持续2～4周后自然消失）、环形红斑（粉红色，中心苍白，边缘隆起，多见于四肢的屈面和躯干部，常于数小时或1～2天后消失，不留痕迹，可反复出现）。

4）**舞蹈病**　多见于女性患儿。特征为以四肢和面部为主的不自主、无目的的快速运动，在兴奋或注意力集中时加剧，入睡后消失。

4. 风湿热患儿需要做哪些检查？

1）**咽拭子培养、抗链"O"**　目的在于寻找链球菌感染的证据。链球菌感染最直接的证据是咽拭子培养出A组R溶血性链球菌。抗链球菌抗体滴度升高也是新近链球菌感染的可靠指标。

2）**血沉、C反应蛋白、血常规**　目的在于判断是否处于风湿热活动期。

3）**胸部X线、心电图**　可初步判断有无心脏受累。

4）**超声心动图**　可发现患者有无心脏增大，心瓣膜水肿和增厚、闭锁不全或狭窄，以及心包积液。

5. 风湿热的诊断标准是什么？

迄今为止，风湿热尚无特异性的诊断方法，主要依靠临床表现及检查结果做出临床诊断。目前，临床上仍沿用美国心脏病协会1992年修订的Jones诊断标准：

1）**诊断指标**

① 主要指标：心脏炎、关节炎、舞蹈病、环形红斑、皮下结节。

② 次要指标：既往有风湿热史，关节痛，发热，急性期反应物升高，房室传导阻滞。

2）**诊断条件**　2项主要指标或1项主要指标加2项次要指标，加近期A组溶血性链球菌感染的指标（近期患猩红热，或抗链"O"、其他抗链球菌抗体滴度升高，或咽拭子培养A组溶血性链球菌阳性）。

6. 小儿风湿热如何治疗？

1）一般治疗　急性期无心脏炎的风湿热患儿在急性发作消退后即不需要限制体力活动。急性期有心脏炎表现者宜绝对卧床休息。饮食应易消化，富含蛋白质、糖类、维生素C，宜少量多餐。

2）应用青霉素　目的在于肃清链球菌。

3）抗风湿药物治疗　以应用水杨酸盐或肾上腺皮质激素为主。

4）其他　出现心力衰竭时，宜在应用大剂量激素的同时给予吸氧、洋地黄制剂、利尿剂，并给予低盐饮食。存在舞蹈病的患者应居住在安静的环境中，同时要加强护理工作，预防外伤，可适当使用镇静剂，如苯巴比妥等。

7. 儿童风湿性心脏病能进行手术治疗吗？

风湿性心脏病，由于存在瓣膜粘连，会导致患者心功能下降，影响正常的生活。风湿性心脏病可进行手术治疗，可选择瓣膜分离术或人工瓣膜置换术，手术换瓣后能大大改善心功能。但是，小儿时期（包括青少年时期）容易经常发生链球菌感染，反复链球菌感染可使病情出现新的变化，使手术前功尽弃。另外，心脏手术是不宜多次进行的，所以，不是万不得已，还是等到25岁以后链球菌感染的机会少了的时候再做手术。

8. 小儿风湿热预后如何？

小儿风湿热的预后取决于是否伴发心脏炎及其严重程度、首次发作是否得到正确的抗风湿治疗。曾有心脏炎的患者，容易复发，预言差，尤其是病初有严重心脏炎者。没有心脏炎者，预后好，很少复发，而且所有的风湿热表现消退后一般不留后遗症。

9. 如何预防小儿风湿热？

平时应均衡饮食，多锻炼，增强免疫力，保持个人卫生，防止感染。积极治疗急性上呼吸道感染，彻底治疗上呼吸道慢性炎症。曾患有风湿热的患者，急性期过后，应每3～4周预防性地注射长效青霉素至少5年。有风湿性心脏病者，宜做终身药物预防。

（张萍萍）

幼年特发性关节炎

1. 为什么儿童关节痛不容忽视？

导致儿童关节痛的原因有很多种，除了外伤和长个儿（生长痛），还有以下几种：

① 免疫反应性关节痛：如风湿性关节炎。

② 过敏性紫癜：患儿有一个或多个关节肿痛，同时有皮肤紫癜（少数患儿没有紫癜）。

③ 炎症性关节痛：关节部位皮肤肿痛，可有全身感染或局部外伤史，伴有高热、寒战、食欲减退。

④ 其他：如骨肿瘤、系统性红斑狼疮、混合性结缔组织病、结核性骨关节炎、白血病等。

所以，小儿发生关节疼痛，家长不可忽视。必须在排除因疾病所致的疼痛后，才可以考虑为生长痛。对于生长痛，通过休息、补充钙剂即可缓解。

2. 什么是生长痛？有生长痛的孩子是不是会长得更高？

生长痛，通俗的解释是儿童因为生长而产生的一种间歇性的疼痛现象。生长痛多发生于3~12岁的儿童。这个年龄段的儿童好玩好动，又是生长发育的黄金时期，下肢的骨骼生长迅速，而骨骼周围的神经、肌肉、肌腱、关节囊等生长速度相对慢一些，因此会导致周围组织被牵拉而疼痛。此外，小儿运动量大，不知疲倦，运动时间一长，大量的酸性代谢产物会堆积在组织中，造成酸痛感。因此，生长痛多发生在下午和晚上，尤其是白天活动量过大时。每次发作的时间通常为10分钟～1小时，表现为膝盖与小腿之间或大腿侧面（偶有发生于腹股沟区的）出现短暂的、间歇性的疼痛，睡一觉后，疼痛一般会消失。生长痛并不是所有孩子在生长发育期都会出现的，有没有生长痛与孩子将来的身高也没有直接关联。

3. 生长痛和病理性关节痛的症状有何区别？

生长痛多为肌肉疼痛，常发生在下午和晚上休息时，表现为膝盖与小腿之间或大腿侧面短暂的、间歇性的疼痛，睡一觉后，疼痛一般会消失。病理性关节痛的表现与此大不相同，一般活动时疼痛加重，甚至活动受限，休息时疼痛减轻。此外，生长痛一般不伴有其他症状，而病理性关节痛往往除关节症状外还伴有其他系统的症状。

4. 小儿生长痛如何治疗？

生长痛是一种生理现象，不需要专门治疗，广大家长不必过于担心。家长可以采用一些方法来减轻孩子的不适，如让孩子及时休息，不勉强孩子做更多的运动，给孩子吃适量的维生素C，让孩子喝一些牛奶，也可以用热水给孩子泡泡脚并进行局部按摩，或者让孩子看画报、玩玩具、做游戏等，转移孩子的注意力，必要时可在医生的指导下使用消炎镇痛药。

5. 生长痛跟缺钙有关吗？要不要给孩子补钙？

不可否认，有些小儿在快速生长阶段会缺钙，但是补钙对生长痛的缓解并没有多大帮助，因为生长痛的原因不在骨头，而在于骨骼对周围组织的牵拉及软组织疲劳。

6. 儿童也会得类风湿关节炎吗？什么是幼年特发性关节炎？

很多家长认为，类风湿关节炎只发生于成人，但事实上类风湿关节炎并非成年人的"专利"，儿童患病者也不在少数。关于儿童时期的关节炎，过去国际上没有统一的分类标准，2011年国际风湿病联盟将16岁之前发病、持续6周以上的不明原因关节肿胀定义为幼年特发性关节炎。该病的发病率约为1/1000，约占儿童风湿病的1/2。其症状常持续至成年，如果得不到及时的诊断和治疗，可导致严重的关节畸形和功能障碍。

7. 类风湿关节炎或幼年特发性关节炎会遗传吗？

类风湿关节炎或幼年特发性关节炎不属于遗传性疾病，但却存在一些遗传因素导致机体对此病易感。目前公认的是，类风湿关节炎或幼年特发性关节炎的发病是多因素的，除了与遗传因素有关外，还与家庭环境、营养状态、生活习惯、心理情况等有关。

8. 幼年特发性关节炎与成人类风湿关节炎有区别吗？

总的来说，二者是有区别的。类风湿因子（RF）阳性的多关节炎型占成人类风湿关节炎的70%，而只占幼年特发性关节炎的不到5%。早期发病的少关节炎型约占幼年特发性关节炎的50%，而在成人中却见不到。全身性关节炎是儿童特有的，在成人中很少见到。

9. 幼年特发性关节炎是一种什么样的病？

幼年特发性关节炎是16岁以下儿童常见的结缔组织病，典型表现是关节疼痛、肿胀、活动受限，还常伴有皮疹、肝脾及淋巴结肿大、胸膜炎和心包炎等全身症状和内脏损害。

"特发性"的意思是我们并不知道这种病的病因，"幼年"在这里的意思是症状出现的年龄小于16岁。幼年特发性关节炎被认为是一种慢性病，这种病经过治疗并不能立即康复，而仅仅是症状和实验室检查结果的改善，病情缓解或症状消失后在某种诱因的作用下还可能复发。

10. 幼年特发性关节炎的病因及发病机制是什么？

幼年特发性关节炎的发生与免疫调节异常、儿童时期支原体和病毒感染有一定的关系，但真正的病因至今未明。该病具有遗传易感性，患儿家庭中常有其他人患类风湿关节炎。此外，关节外伤和创伤、环境影响（如潮湿和气候变化）、心理刺激等也是本病的诱发因素。

幼年特发性关节炎属于自身免疫性疾病，可能是在感染及环境因素的影响下，易感个体出现体液免疫和细胞免疫异常，自身抗体与自身抗原形成免疫复合物，沉积于组织而出现关节滑膜增殖和软骨破坏所致，但如同人类的大部分慢性炎症性疾病一样，目前引起幼年特发性关节炎的机理还不完全清楚。

11. 幼年特发性关节炎患者需要做哪些检查？

1）血常规、血沉、急性期反应物（C反应蛋白、IL-1、IL-6等）　目的在于寻找炎症反应的证据。

2）自身抗体检测　如类风湿因子（RF）、抗核抗体（ANA）等。

3）HLA-B27　HLA-B27在80%的早期类风湿关节炎病人中呈阳性。

4）关节液分析和滑膜组织学检查　关节症状明显时检查。

5）影像学检查　有利于评价疾病的进展情况，从而调整治疗方案。

6）裂隙灯检查　因为一部分病人可能并发一种重要的眼病——前色素膜炎，而患这种并发症的小儿并无明显不适，如果没有诊断或治疗，前色素膜炎可以进展，造成非常严重的眼睛损伤。因此，早期发现这种并发症是非常重要的。

另外，还要根据所用药物的情况进行定期的化验检查（包括血常规、肝功能、尿常规等），以监测潜在的药物毒性。

12. 幼年特发性关节炎如何诊断？

发病年龄小于16岁，关节炎持续时间超过6周（主要是排除病毒感染后暂时性关节炎），发病原因不清（意思是所有能引起关节炎的疾病已经被排除），据此医生会诊断为幼年特发性关节炎。可以看出，幼年特发性关节炎包括了所有儿童期发病的、原因不清的持续性关节炎。

13. 幼年特发性关节炎如何治疗？

目前，没有任何治疗方法能够治愈幼年特发性关节炎，治疗的目的是尽量抑制全身和/或关节的炎症，减少或避免关节和脏器功能损伤，诱导疾病缓解，提高患者的生活质量。

幼年特发性关节炎的治疗是十分复杂的，需要不同专业的医生共同合作（如儿科医生、理疗师、眼科医生）。

主要治疗药物包括：

① 非甾体抗炎药：可以控制由炎症引起的症状。

② 改善病情的抗风湿药物：对于逐渐进展的多关节炎患者，尽管有合适的非甾体抗炎药和类固醇治疗，也要加用改善病情的抗风湿药物。

③ 糖皮质激素：不作为首选或单独使用的药物，仅用于全身型应用足量的非甾体抗炎药和改善病情的抗风湿药未能控制病情的严重患儿或伴虹膜睫状体炎的患儿。

④ 生物制剂：近几年，生物制剂的应用给自身免疫性疾病的治疗带来了新希望。

对于关节严重破坏的病人可进行关节置换，有永久性挛缩的病人可进行外科松解手术。功能恢复训练可以维持关节活动的范围和肌肉的力量，预防活动受限，矫正畸形。

14. 生物制剂治疗幼年特发性关节炎的疗效及前景如何？

目前，大多数风湿性疾病的治疗仍以糖皮质激素和免疫抑制剂为主要手段，但这些传统药物具有较多的毒副作用。生物靶向治疗是随着分子生物学的出现而发展并建立的新疗法，它通过对引发疾病的某一环节进行特异性靶向治疗，能有效阻断疾病的发生、发展。生物靶向治疗在提高疗效的同时，对正常组织影响较小，可显著降低不良反应的发生风险，是目前较为理想的治疗模式。

目前，幼年特发性关节炎治疗中应用最广泛的生物制剂是选择性阻断肿瘤坏死因子（即抗-TNF药物），如依那西普、阿达木单抗及英夫利昔单抗等，这些制剂起效快，安全性好，但价格昂贵，且潜在的远期副作用还有待明确。

15. 幼年特发性关节炎的治疗要持续多久？预后如何？

幼年特发性关节炎，经过长期和全面的治疗，疾病缓解后才考虑完全停药。但疾病的持续时间是无法预言的，幼年特发性关节炎的病程特点是间断缓解和恶化，治疗也需要随之改变。

幼年特发性关节炎的预后取决于它的严重程度、类型以及治疗是否早期和适当。近年来，随着对幼年特发性关节炎认识的提高，治疗效果也取得了重大进展，多数患者预后良好，少数患者可出现关节永久性损害和慢性虹膜睫状体炎，这也是本病致残的主要原因。

16. 幼年特发性关节炎患儿可以接种疫苗吗？

正常的小儿需要定期进行预防接种，年龄越小预防接种的次数越多。但对于幼年特发性关节炎患儿，如果正在接受免疫抑制剂治疗（激素、甲氨蝶呤、抗-TNF制剂等），那么，减毒的活疫苗（如麻风腮疫苗、脊髓灰质炎疫苗及卡介苗）要延期接种，以免由于免疫功能低下而造成感染扩散。灭活疫苗或类毒素疫苗（如百白破疫苗、乙肝疫苗、抗肺炎双球菌疫苗、抗脑膜炎双球菌疫苗等）可以接种。

17. 饮食和气候会影响幼年特发性关节炎的病情吗？

没有证据表明饮食和气候可以影响幼年特发性关节炎病情，但患儿要摄入正常的、符合年龄的平衡膳食。因为激素可以引起食欲亢进，因此，服用激素的患儿要避免过度进食。在天气多变的季节，应避免着凉及感冒，因为感染可能会令病情加重。

18. 幼年特发性关节炎治疗的注意事项有哪些？

① 幼年特发性关节炎的治疗目的是保护关节、预防或减轻滑膜发炎而导致的关节变形和永久性破坏，因此，患儿及其家长应积极配合医生，坚持规范治疗，以达到长期缓解和控制疾病的目标。

② 幼年特发性关节炎治疗的最终目标是尽可能让孩子过上正常的生活。疾病复发或处于活动期时，患儿要适当减少运动量。疾病缓解后，患儿可正常参加户外运动，规律上学。

③ 对于幼年特发性关节炎这样的慢性病，患儿家长应更多地关注孩子的心理状态，帮助孩子克服因慢性疾病或残疾造成的自卑心理，增强战胜疾病的信心，支持和鼓励孩子尽可能独立。

（张萍萍）

川崎病

1. 什么是川崎病？

川崎病又称皮肤黏膜淋巴结综合征，是一种以全身血管炎为主要病变的小儿急性发热出疹性疾病。由于本病可发生严重的心血管病变，所以受到了人们的重视。川崎病多发于5岁以下儿童，大多数是1~2岁的婴幼儿，6个月以下的婴儿很少发病。通常来讲，男孩多于女孩，比例大约为1.5:1。

2. 川崎病会传染吗？

川崎病的病因至今尚不明确，现多认为川崎病是病毒、细菌等病原体侵入人体后引起的一种变态反应，即人体对侵入的病原体产生的一种过分反应，造成了人体组织的损伤。现在的科学还没有找到川崎病传染的直接证据和病理学依据。

3. 川崎病对患儿的最大危害是什么？

川崎病从表面上看引起的是皮肤、黏膜及淋巴结的病变，其实更严重的是全身血管炎，在疾病的中后期，还容易发生大动脉和中动脉损伤，尤其是冠状动脉瘤。冠状动脉瘤就像一颗"定时炸弹"，一旦破裂将会导致患儿迅速死亡。

4. 川崎病患儿需要做哪些检查？

1）**血常规**　白细胞、血小板明显升高，血红蛋白降低。

2）**尿常规**　同时注意肝肾损害和DD-二聚体的升高。

3）**C反应蛋白**　升高。

4）**血沉**　加快。

5）**血清免疫学检测**　急性期，免疫球蛋白、免疫复合物均可升高，T抑制细胞（TS）绝对计数明显减少，活化的T辅助细胞（TH）增多，TH/TS值增高。

6）**心脏彩超和心电图检查**　主要用于了解是否存在心血管并发症，如冠状动脉扩张和心肌损害。

5. 川崎病的诊断标准是什么？

以下②~⑥条中至少符合4条，加上第①条，并且能排除其他可以造成类似症状的疾病，才能诊断为川崎病：

① 持续发热5天以上。

② 双侧结合膜充血。

③ 多形性红斑。

④ 口唇发红，草莓样舌，口腔及咽部黏膜弥漫性充血。

⑤ 急性期手脚心充血、硬结性水肿，恢复期指尖脱皮。

⑥急性非化脓性颈部淋巴结肿大。

6. 川崎病的治疗方法有哪些？

本病的治疗主要采用对症与支持疗法，目的是减轻血管炎症和对抗血小板凝集。急性期可使用大剂量丙种球蛋白。阿司匹林为首选药，具有抗炎、抗凝作用，持续用药到症状消失、血沉正常、血小板正常，共1～3个月。如有冠状动脉扩张，需延长用药时间，并加用维生素E或潘生丁片。严重的情况，如存在冠状动脉狭窄、冠状动脉主干高度阻塞等，需要介入治疗或外科手术治疗。

7. 川崎病患儿预后如何？

近年来，川崎病的发病率呈逐年上升趋势，并取代了风湿热而成为导致儿童期获得性心脏病的最主要原因。但绝大多数川崎病患儿预后良好，本病呈自限性经过，经过及时、正规的治疗，患儿可逐渐康复。

川崎病的主要危害在于其心脏并发症，冠状动脉并发症及其严重程度是决定其预后的主要因素。另外，血管内膜损伤会使血小板继发性增加，很容易导致血管栓塞形成，严重时甚至会造成心、脑栓塞。因冠状动脉瘤、血栓闭塞或心肌炎而死亡者占全部病例的1%～2%，有的甚至是在恢复期中猝死的。医学统计资料表明，经过正规治疗，95%以上的患儿不会合并冠状动脉瘤，部分小的冠状动脉瘤在1～2年内还可能消失。即便如此，医生仍需根据冠状动脉的变化采取相应的随访和治疗措施。

8. 川崎病患儿的护理要点有哪些？

1）**注意休息**　急性期避免剧烈运动，按时、按量服药。

2）**合理饮食**　给予易消化、高蛋白、高维生素饮食。供给充足的水分，保证足够的营养，提高机体抗病能力。患儿因有口腔黏膜溃疡，进食时非常痛苦，应将食物凉凉后再吃。

3）**皮肤、黏膜的护理**　密切观察患儿皮肤、黏膜病变的情况，保持皮肤、黏膜清洁和口腔清洁。

4）**心血管系统的护理**　注意观察患儿有无心血管损害症状，如面色苍白、精神萎靡、脉搏加快等，一旦发现异常，及时带孩子去医院就诊。

5）**定期复查**　出院后要坚持定期复查心电图、超声心动图。已出现冠状动脉改变的患儿，一般要求1～3个月复查一次心脏彩超和心电图，冠状动脉恢复正常后每半年复查一次，连续3次正常后改为3～5年后复查。注意：恢复期可能会发生冠状动脉瘤、血栓形成和心肌梗死。

（张萍萍）

过敏性紫癜

1. 过敏性紫癜是一种什么病？

过敏性紫癜是一种侵犯皮肤和其他器官细小动脉和毛细血管的过敏性血管炎，好发于儿童和青少年，病变主要累及皮肤、黏膜、胃肠、关节及肾脏等部位的毛细血管壁，使其渗透性和脆性增加，从而产生各种临床表现，常见出血性皮疹、腹痛、关节痛和肾损害。

2. 孩子身上出现皮疹就有可能是过敏性紫癜吗？过敏性紫癜患儿一定会有皮疹吗？

过敏性紫癜的临床特点就是皮疹，多见于下肢关节周围及臀部，皮疹的特点是高出平面，双下肢对称，分批出现，大小不等，颜色深浅不一，可融合成片。如果皮疹典型，有经验的医生一眼就能看出来。但是，过敏性紫癜还会出现不典型的皮疹或起病不规律的皮疹，这时就要特别小心。不典型的皮疹不一定出现在双下肢，可以出现在发际、耳后、面部、上肢或躯干。如果皮疹不典型，在非专科医生那里容易被误诊或漏诊。因此，家长一旦发现孩子出现皮疹，一定要找儿科医生明确诊断；如果普通儿科医生诊断有困难的话，一定要找专科医生进行鉴别。

过敏性紫癜分好几种类型，比较常见的是皮肤型（就是皮肤有紫癜样皮疹），此外还有关节型、腹型、肾型、混合型等不典型的类型。对于不典型的情况，要谨防误诊。例如，有的孩子最开始没有表现出皮肤症状，仅仅是腹痛、呕吐、便血，后面才出现皮肤紫癜，这种情况很可能被误诊为消化道疾病。

3. 过敏性紫癜的病因是什么？

过敏性紫癜的病因有感染、食物过敏、药物过敏、花粉过敏、昆虫咬伤所致的过敏等，但过敏原因往往难以确定。

4. 过敏性紫癜的临床症状及分型是怎样的？

过敏性紫癜患者起病前1～3周往往有上呼吸道感染史，发病时表现为皮肤瘀点，病人可有胃肠道症状（如腹部阵发性绞痛或持续性钝痛等）、关节疼痛和肾脏症状（如蛋白尿、血尿等）。

依其症状、体征的不同，过敏性紫癜分为以下几种类型：

1）**单纯型**　也就是皮肤型，是最常见的类型。主要表现为皮肤紫癜，无其他脏器受累。

2）**腹型**　除皮肤紫癜外，还有一系列消化道症状及体征

（约2/3的患者会发生），如恶心、呕吐、腹痛、便血等。部分腹痛症状明显者可能会被误诊为外科急腹症。如果患者为幼儿，可因肠壁水肿严重而致肠套叠。消化道症状、体征多与皮肤紫癜同时出现，偶可发生于紫癜之前。

3）**关节型** 除皮肤紫癜外，还有关节肿痛及功能障碍等表现（约1/2的患者会发生），多发生于膝、踝、腕等大关节，关节肿胀一般较轻，肿痛呈游走性，反复发作，经数日而愈，不遗留关节畸形。

4）**肾型** 此型病情最重，除皮肤紫癜外，还有血尿、蛋白尿及管型尿。

5）**混合型** 除皮肤紫癜外，其他3型中有2型或2型以上合并存在。

6）**其他** 除以上常见类型外，少数患者还可因病变累及眼部、脑及脑膜血管而出现视神经萎缩、虹膜炎、视网膜出血及水肿、中枢神经系统相关症状和体征。

5. 什么是紫癜性肾炎？其预后如何？

紫癜性肾炎，又称过敏性紫癜性肾炎，是过敏性紫癜造成的肾损害，临床表现除了有皮肤紫癜、关节肿痛、腹痛、便血外，还有血尿和蛋白尿，肾脏症状可出现于疾病的任何时期，多发生于皮肤紫癜后1个月内。

紫癜性肾炎一般预后良好。研究发现，肾脏损害发生的时间与预后有关，一般认为尿变化出现得越早肾炎越重，严重者可反复发作而进展为慢性肾炎、肾病综合征，甚至肾衰竭。

6. 对过敏性紫癜患儿，医生会做哪些检查？

1）**体格检查**　了解皮肤是否有出血点，出血点的位置及性质；腹部是否疼痛，有没有压痛；关节是否有疼痛、肿胀、压痛。

2）**实验室检查**　包括大小便常规（了解有无便血及血尿、蛋白尿）、血常规（了解有无贫血及血小板计数情况）、出血时间和凝血时间、体液免疫指标（血清IgA可升高；IgG、IgM正常或轻度升高；补体C3、C4正常或升高）、毛细血管脆性试验、肝肾功能。

3）**腹部超声或X线检查**　有利于早期诊断肠套叠、肠穿孔。

4）**头颅磁共振检查**　主要用于有中枢神经系统症状的患儿。

5）**肾穿刺活检**　肾脏症状较重或迁延的患儿可行肾穿刺活检，以了解病情，给予相应的治疗。

7. 过敏性紫癜的诊断标准是什么？

1990年，美国风湿病协会制定的过敏性紫癜分类诊断标准如下：

① 典型皮肤紫癜；

② 发病年龄≤20岁；

③ 急性腹痛，呈弥漫性，餐后加剧，或肠缺血，通常伴血性腹泻；

④ 组织切片示小静脉和小动脉周围有嗜中性粒细胞浸润。

符合上述2条或2条以上者可诊断为过敏性紫癜。

8. 如何治疗过敏性紫癜？

① 注意休息，积极寻找和祛除致病因素，控制感染，补充维生素。

② 对症治疗。有荨麻疹或血管神经性水肿时，应用抗过敏药物（如苯海拉明、异丙嗪、扑尔敏等）及钙剂；腹痛时应用解痉剂；消化道出血时应禁食，可静脉注射西咪替丁。

③ 急性期应用肾上腺皮质激素可缓解腹痛和关节痛，但不能预防肾脏损害的发生，也不能影响预后。症状缓解后即可停用。重症者可用免疫抑制剂，如环磷酰胺或雷公藤多甙片。

④ 应用抗血小板聚集药物，如阿司匹林、双嘧达莫（潘生丁）。

⑤ 钙通道拮抗剂、非甾体抗炎药有利于血管炎的恢复。

治疗紫癜性肾炎，应根据患者的年龄、临床表现和肾损害的程度选择不同的方案。

1）一般治疗 在疾病活动期，应注意休息和维持水、电解质平衡。水肿、大量蛋白尿者应予低盐饮食，限水，避免摄入高蛋白食物。同时要预防感染，积极寻找并避免接触可能的过敏原。

2）药物治疗 根据症状及肾脏病理组织分级选择治疗方案。

① 孤立性血尿或病理Ⅰ级：仅对过敏性紫癜进行相应治疗，密切监测病情变化。

② 孤立性蛋白尿、血尿和蛋白尿或病理Ⅱa级：用血管紧张素转换酶抑制剂（ACEI）和/或血管紧张素受体拮抗剂（ARB）类药物或加用雷公藤多甙治疗。

③ 非肾病水平蛋白尿或病理Ⅱb、Ⅲa级：用雷公藤多甙或激素联合免疫抑制剂治疗。

④ 肾病综合征或病理Ⅲb、Ⅳ级：用激素联合免疫抑制剂治疗，其中疗效最为肯定的是糖皮质激素联合环磷酰胺（CTX）。其他治疗方案有激素联合他克莫司、激素联合吗替麦考酚酯、激素联合硫唑嘌呤等。

⑤ 急进性肾炎或病理Ⅳ、Ⅴ级：这一类患者症状严重，

病情进展较快，多采用三至四联疗法。

⑥ 临床表现为急进性肾炎、肾活检显示有大量新月体形成（＞50%）的紫癜性肾炎，进展至终末期肾功能衰竭的风险极大。对于这类重型病例，应采取积极的治疗措施，必要时可进行血浆置换。

10. 过敏性紫癜预后如何？

过敏性紫癜常可自愈，但也可复发，首次发作严重者复发率高。无并发肾炎者预后良好，但病程长达1个月至数月者易复发。胃肠道并发症如处理得当，一般易控制。发生颅内出血者少见。本病的预后主要与肾脏病变性质有关，部分病例可迁延数年，但大多数有轻度肾损害者都能逐渐恢复，少数重症者可伴高血压脑病及慢性肾功能衰竭，后者多发生于出现肾炎后数年。有报道称，在病初3个月内出现肾脏病变或病情反复发作并伴有肾病时常预后不良。

11. 过敏性紫癜的家庭护理要点有哪些？

① 祛除可能的过敏原。过敏性紫癜患儿应立即停止食用可能引起过敏的食物，如牛奶、鱼、虾、蟹等，避免接触可疑过敏原，避免服用可能引起过敏的药物。

② 注意休息，避免劳累。

③ 注意保暖，防止感冒。

④ 避免情绪波动。

⑤ 防止昆虫叮咬。

⑥ 控制和预防感染。有感染时选用敏感的抗生素。

⑦ 注意饮食。饮食宜清淡而富有营养且易消化吸收，以免增加胃肠负担，诱发或加重胃肠道出血。腹痛较重或大便潜血阳性者应进流食，消化道有明显出血者应禁食。

12. 如何预防过敏性紫癜复发？

过敏性紫癜的主要特点是反复发作，当然也有很多患者几十年都不发作。反复发作可能与再次接触过敏原有关，因此需注意控制饮食，很多过敏性紫癜愈后复发都是由于饮食不注意引起的，能引起过敏性紫癜复发的食物有鸡蛋、牛奶、零食、鱼虾等。除了饮食，感染也是引起紫癜的重要因素。因此，一定要适当锻炼，增强体质，预防感染。一旦发现感染，应积极治疗，彻底清除感染灶，并远离可能的感染源。

（张萍萍）

神经系统疾病

热性惊厥

1. 孩子发热会烧坏大脑吗？

一般来说，体温高于42℃时，发热才会直接对脑神经组织造成伤害，而儿童发热一般在38.5℃以上就用退热药，即使不用退热药，一般的感冒导致的发热也很少会迅速升到42℃的高温（注意是42℃，即普通的水银体温计最后一条刻度线所标示的温度，有时候家长过于焦急，会把40.2℃看成42℃）。

但是，高热可能会引起惊厥。热性惊厥表现为突然发作的全身性或局限性肌群强直性和阵挛性抽搐，抽搐过久可以造成脑部缺氧，长时间的缺氧会导致脑部不可逆的损害。如果没有发生热性惊厥，即使连续发热一段时间，也不会造成脑部的损害。

2. 热性惊厥是怎么回事？

热性惊厥是小儿时期常见的急症之一。全身性发作时，通常表现为身体僵硬或抽搐、神志不清、呼之不应、双眼凝视、双拳紧握、牙关紧闭、嘴唇发青。儿童时期热性惊厥的患病率为2%～5%，18个月大时为发病高峰期，首次热性惊厥后再次患病发热而导致惊厥的发生率为29%～55%，也就是说，有过一次热性惊厥的孩子再发热性惊厥的可能性比没有出现过热性惊厥的孩子大很多。

热性惊厥的病因比较复杂，跟以下几个因素有关：大脑未发育成熟；发热（≥38.5℃为触发因素）；遗传易感性（家族中有人有类似的病史）。

绝大多数孩子在5~6岁后不再有热性惊厥的发作。

3. 孩子发热到多少度会发生热性惊厥？

孩子发热到什么程度就会发生惊厥是说不准的，因为每个孩子的体质不同，即使是同一个孩子，在不同的时间、不同的状态下，结果也不一定相同。就如同我们都知道人在阳光下暴晒会晕厥，但是自己究竟能在强烈的阳光下坚持多长时间，相信绝大多数人都不清楚，因为人与人之间有很大的个体差异，而且即使是同一个人，在不同的状态、不同的环境下能在太阳底下坚持多长时间也有所不同。

如果孩子已经有过一次热性惊厥，而这次发热体温已接近上次热性惊厥的温度，孩子的精神较差，背部无汗，四肢凉而头部、躯干特别热（甚至有时在寒战），家长在让孩子多喝水和密切关注其体温变化的同时，要时刻警惕热性惊厥的发生。

4. 如何预防热性惊厥的发生？

热性惊厥多因急骤高热而触发惊厥，所以在孩子体温飙升时应及时给予退热药。一般体温达38.5℃时就应使用退热药，如果孩子以前有过热性惊厥，那么38℃时就要使用退热药了。儿童常用的是含有对乙酰氨基酚或者布洛芬的退热药，如果孩子反复高热，可以交替使用这两种成分的退热药。对于有过数次热性惊厥史或者惊厥发作持续时间长（超过10分钟）的孩子，可在发热开始时就使用镇静药，如地西泮（安定），一天3次，连续服用2～3天，以预防惊厥发作，这叫间歇预防法。如果间歇预防法无效，可使用长期预防法，使用抗癫痫药物苯巴比妥钠或者丙戊酸钠，连用1～2年。这几种药都是处方药，也就是说，要有医生的处方才能买到这些药，所以，应该在医生的指导下使用这些药物。另外，有些中成药，如羚羊角滴丸，也有预防热性惊厥的作用。

孩子通常是因为感染性疾病（大多数是呼吸道感染）才出现发热的症状。所以，平时要做好卫生保健工作，注意卫生（尤其是手的卫生），不挑食，均衡营养，适当锻炼，减少生病的机会。

5. 孩子热性惊厥发作，家长应该怎么办？

孩子如果在高热时突然发生了惊厥，家长常常会因为事发突然而手足无措，其实此时最重要的是保持冷静，不要因为惊慌而发生其他意外。曾经有家长因为孩子惊厥发作而立刻抱着孩子冲下楼去医院，结果在下楼梯时摔倒反而导致家长和孩子都身受重伤。

热性惊厥发作时，家长不要让太多人围着孩子，要让孩子呼吸新鲜空气，松开孩子的衣领，以便散热和避免束缚呼吸运动，同时用拇指指腹按压孩子的人中穴以止惊催醒。切忌在惊厥时强行给孩子喂水或者喂药，应该让孩子平卧在较硬的地板上，头偏向一侧，注意不要在孩子嘴里放任何东西。如果抽搐时孩子口中有食物或呕吐物，应及时清理，避免误吸导致窒息。大部分热性惊厥发作时间短且可自行停止。抽搐停止后，家长应带孩子到医院做进一步的检查和治疗。如果孩子抽搐发作超过10分钟仍未停止，应拨打120或送至最近的医院。一般情况下，医护人员可使用针剂让孩子快速停止抽搐，所以家长不必过于担心。

6. 热性惊厥跟癫痫是一回事吗？

热性惊厥跟癫痫不是一回事。但是，热性惊厥的发作表现跟癫痫的发作表现很像，因此，不由得让人想到两者之间会有关系。其实，两者之间还真的有关系。

热性惊厥分单纯型和复杂型。单纯型热性惊厥比较常见，从临床特点上来说，单纯型热性惊厥的起病年龄是6个月~5岁，惊厥发作是全身性发作，发作持续时间一般不超过10分钟，一次发热过程中惊厥发作多数只有1次，偶尔发作2次，少有惊厥持续状态。而复杂型热性惊厥起病年龄可以是

6个月～5岁，也可以小于6个月或者大于5岁，发作时既可以是全身性发作，也可以是局部性抽搐，发作持续时间较长，会超过10分钟，一次发热过程中惊厥发作次数可以是多次，常出现惊厥持续状态。

复杂型热性惊厥有可能会演变成癫痫，因此，如果热性惊厥符合复杂型的特点，孩子就要在疾病的急性期过后进行脑电图检查，如果脑电图中有痫样的波形，则提示有癫痫发生的可能。如果孩子在惊厥发生前就已经有神经系统的疾病或者发育迟缓，抑或直系亲属中有癫痫病史，那么癫痫发生的可能性会更高一些。

（陈凯云）

癫痫

1. 什么是癫痫？

癫痫俗称羊癫疯、羊角风，是以持续存在的反复癫痫发作的易感性和由此引起的神经生物学、认知心理学及社会方面后果为主要表现的一种慢性脑部疾病。其中，"癫痫发作"是指大脑神经元过度异常放电引起的突然而短暂的症状或体征，因累及的脑功能区不同，临床可有多种表现，包括意识、运动、感觉异常，精神及自主神经功能障碍。"癫痫发作"和"癫痫"是两个不同的概念，前者指的是一组临床症状，后者指的是长期反复的疾病过程。

2. 癫痫的发病率高吗？

癫痫可见于各个年龄段。儿童癫痫的发病率比成人高，随着年龄的增长，癫痫的发病率有所降低。进入老年期（65岁以后），由于脑血管病、老年痴呆和神经系统退行性病变增多，癫痫的发病率又见上升。我国癫痫的累计患病率为0.4% ~ 0.7%，其中六成的患者起病于儿童时期。

3. 为什么会有癫痫？

癫痫的病因主要跟三个方面的因素有关：

1）**遗传因素**　包括单基因遗传、多基因遗传、染色体遗传、线粒体脑病等。

2）**脑内结构异常**　先天或后天性脑损伤可产生异常放电的致痫灶，或降低痫性发作阈值，如脑发育畸形、染色体病和先天性代谢病引起的脑发育障碍、脑变性和脱髓鞘疾病、宫内感染、肿瘤以及颅内感染、中毒、产伤或脑外伤后遗症等。

3）**诱发因素**　许多体内外因素可触发癫痫的临床发作，如遗传性癫痫好发于某一特定年龄段，有的癫痫则主要发生在睡眠或初醒时，女性患儿青春期来临时易有癫痫发作的加重等。此外，进食过量、饥饿、疲劳、睡眠不足、过度换气、预防接种等均可成为某些癫痫的诱发因素。

4. 癫痫发作是怎样的？

癫痫发作基本上分为全面性发作和局灶性发作两大类。

1）**全面性发作**　临床特点是发作时有意识丧失。

常见的全面性发作有以下几种：

① 典型失神发作：突然意识丧失，中断正在进行的活动，不摔倒，两眼茫然凝视，对外界刺激没有反应。发作持续

数秒后意识恢复，继续原来的活动，对刚才的发作不能回忆。

② 非典型失神发作：临床表现与典型失神发作大致相同，但发作的开始及终止过程较慢。

③ 肌阵挛发作：突然发生快速肌肉收缩，可波及大范围的肌群，也可仅累及面部、躯干或某个肢体，甚至个别肌肉或肌群，常表现为突然点头，躯干前倾或后仰，两臂快速抬起，整个过程大约0.2秒。

④ 阵挛性发作：表现为肢体、躯干或面部肌肉有节律地抽动，有时有强直成分。

⑤ 强直性发作：意识突然丧失，全身肌肉强直收缩，固定于某种姿势5~20秒，小儿常见角弓反张姿势，有时表现为同时出现弯腰、伸颈、头仰起、两臂屈曲等动作，有时表现为球状强直发作，上肢呈抱球状，弯腰、髋、膝、踝均屈曲。

⑥ 强直－阵挛性发作：典型的强直－阵挛性发作对小儿来说并不多见，发作时突然意识丧失，全身骨骼肌强直收缩、肢体、躯干僵硬，喉肌痉挛，由于肋间肌、膈肌强直收缩，所以患者呼吸暂停，全身紫绀；随后转入阵挛期，四肢及躯干肌肉有节律地抽动，阵挛持续数十秒或更长时间后停止，继而肌张力降低，意识逐渐恢复，神志转清或昏睡，发作后感到疲乏、头痛。

⑦ 失张力发作：意识丧失，肌张力不能维持，如在站立或坐位时发作则可引起摔倒，往往是缓缓摔倒，摔倒后迅速（通常持续1~2秒）恢复意识及肌张力，立即站起，有时未

等摔倒在地意识已恢复，可立即站起。儿童还有一种发作时间较长的失张力发作，跌倒后肌肉处于弛缓状态，双眼上翻或半睁（眼外肌失张力），持续数秒至数分钟才恢复正常。

⑧ 痉挛：这种发作最常见于婴儿痉挛症，表现为同时出现点头、伸臂（或屈肘）、弯腰、踢腿（或屈腿）等动作，其肌肉收缩的整个过程为1~3秒，其速度比肌阵挛发作（0.2秒）要慢，比强直发作（5~20秒）要快，常表现为成簇的发作。

⑨ 负性肌阵挛：表现为肌肉快速地松弛，上肢突然下垂，手中物品落地。

⑩ 眼睑肌阵挛：以眼睑频频地肌阵挛发作为特点，可伴有或不伴有失神发作。

⑪ 肌阵挛失张力发作：表现为肌阵挛发作，多为轴性发作，弯腰点头，两臂上举，肌阵挛发作后发生失张力发作，出现屈膝、摔倒。

2）局灶性发作　指的是发作开始时的临床症状和脑电图变化全是由于一侧大脑半球局部神经元异常放电所引起，一般无意识丧失（但有时因发作迅速泛化为全面性发作，可很快出现意识丧失）。需要注意的是：各种局灶性发作均可能发展为全面性发作（往往是强直－阵挛性发作），但这些病人的发作仍属局灶性发作。

局灶性发作常可见到以下一些表现：

① 局灶性运动性发作：发作形式多样，可表现为面部、躯干某个部位或某个肢体抽搐（阵挛），发作时意识不丧

失；抽搐可局限在某个部位不向周围扩展，也可由一个部位逐渐向其他部位扩展（Jackson发作）。局灶性运动性发作有时还可表现为躯干扭转或原地旋转发作，还可表现为不对称的强直运动，形成一种不对称的特殊姿势，如一侧上肢高举，另侧上肢屈曲强直收缩。局灶性运动性发作还可表现为一侧面部及肢体同时阵挛发作，这种情况在小婴儿身上常可见到，称为半侧阵挛发作。自动症也属于局灶性运动性发作，有的动作简单，如舐嘴、吸吮、咀嚼、吞咽等，有的动作较复杂，表现为重复的、无目的的、刻板的、不合时宜的动作，或继续原来的活动，但动作质量下降，有时也可表现为挣扎、挥臂、乱踢乱动、喊叫。局灶性运动性发作还可表现为抑制性运动发作，正在进行的活动停止，不跌倒，两眼呆呆地注视着前方。抑制性运动发作与失神表现类似，但脑电图体现不同。

② 局灶性感觉症状发作：表现为躯体感觉异常，如麻木、疼痛、感觉丧失等；也可表现为特殊感觉异常，如视觉、听觉、嗅觉、味觉异常等，或出现幻觉，有时还可表现为发作性旋转感。

③ 自主神经症状发作：症状各式各样，但每次发作的症状类似，而且不需特殊处理能自行缓解，发作当时脑电图有异常改变。自主神经症状可表现为面色苍白、潮红、出汗、立毛肌收缩、瞳孔散大、胃部感觉异常、肠蠕动亢进等。以自主神经症状为唯一表现的癫痫发作几乎是不存在的，常常在其他形式发作时出现一些自主神经症状，如强直－阵挛发

作时面色潮红、大汗、瞳孔散大等。

④ 精神症状发作：发作时表现为精神症状，如情感异常。小儿常表现为突然极度恐惧、哭闹，扑到成人怀中。有时表现为无诱因的突然暴怒，打人毁物，短时发作后立即恢复正常。精神症状有时还表现为出现错觉，视物变大或变小，还可表现为记忆障碍（似曾相识或陌生感）等。

⑤ 不能明确的发作：如癫痫性痉挛，这种发作最常见于婴儿，表现为点头、伸臂（或屈肘）、弯腰、踢腿（或屈腿）或过伸等动作，发作常可成串出现，其肌肉收缩的整个过程为1～3秒，肌收缩速度比肌阵挛发作慢，但比强直性发作快。

5. 癫痫的诊断是如何确定的？

如果要确定癫痫的诊断，必须搜集依据，一般从病史、体征和脑电图方面着手。病史是指发病年龄、发作时的表现、发作持续时间、发作频率、有无诱发因素、家族史等。体征是指查体有无发现头面部、皮肤或者神经反射等方面的异常。在检查方面，血液检查、头部CT和磁共振检查虽也是常见的检查项目，但最重要的莫过于脑电图，如果脑电图检查发现棘波、尖波、棘-慢复合波等痫样波发放，不仅能确定癫痫的诊断，还能协助分析临床发作类型、病情转归等。所以，如果怀疑患上了癫痫的话，一定要做脑电图检查。

6. 脑电图有哪些种类？

癫痫在临床上有多种类型，不同类型的癫痫，大脑异常放电的部位和扩散的范围不同；另外，癫痫发作时与不发作时脑电图的表现也可不一样。所以，癫痫儿童的脑电图表现也是多种多样的。而且，并不是所有癫痫患儿的脑电图时时刻刻都有异常，有时可能在记录过程中表现为完全正常，有的患者需多次记录脑电图，或延长记录时间，或加上录像等其他手段，以便抓住对诊断有帮助的异常脑电信号。

一般癫痫发作较少者、复杂部分性发作等发作起源于大脑较深部位者，不易抓到异常脑电波，这时应找原因，调整脑电图检查策略，以减少漏诊的可能。具体还是要根据孩子病情的不同去选择不同的脑电图检查方法。

1）**常规脑电图** 一般记录20～30分钟，发现癫痫样放电的概率较低（约30%）。

2）**清醒脑电图** 描记脑电图时病人处于清醒状态，一般要求描记半小时以上，描记过程中，病人要做睁眼、闭眼、过度换气（大喘气）等动作，有时还要加上闪光刺激等措施来提高抓住异常脑电波的概率。

3）**睡眠脑电图** 描记时病人处于睡眠状态，但不是睡着后才开始描记，最好从清醒状态开始，困倦、浅睡和深睡状态都记录。一般而言，异常脑电波最容易在睡眠期出现，所以，睡眠脑电图是发现异常脑电波较好的方法之一。

4）24小时脑电图　　优点是记录时间长，患者可背着记录盒自由行走。缺点是抗干扰能力较差，患者的活动情况无法录像，只能参考家人的记录，有时癫痫发作与脑电图的关系难以确定。不过现在新型的机器利用了数码技术，定位更准确可靠，脑电图记录技术也有了很大的改进。一般常规清醒及睡眠脑电图未记录到癫痫波又高度怀疑癫痫的患儿以及已经足疗程用药、无癫痫发作、准备最后停药的患儿均要做24小时动态脑电图检查。

5）录像脑电图（视频脑电图）　　在记录脑电图的同时录下患者的行为表现，并能同时记录患者的其他生理指标，如心电图、呼吸、心率、肌电图等。根据病情决定描记时间的长短，短的可做半小时，长的可做数天，多数是做半天左右，包括清醒部分和睡眠部分。录像脑电图对癫痫的确诊、鉴别诊断、分类都具有非常重要的意义。

7. 孩子不肯配合做脑电图怎么办？

年龄小的孩子很难配合做清醒脑电图，只能让孩子睡着以后再做。有两种方法：一是睡眠剥夺法，让孩子晚睡早起，使其睡眠不足，在检查时因困倦而很快入睡；二是使用镇静药，比较常用的是水合氯醛，口服或者灌肠，也可以肌肉注射苯巴比妥钠或者静脉推注安定。

8. 癫痫可以治疗吗？

答案是肯定的。癫痫是慢性病，需要长期治疗。癫痫治疗的目标是完全控制发作、少或无药物不良反应、提高生活质量，要实现这一目标并不容易，需要医生、家长、患儿、教师、社会的共同努力。

癫痫的治疗，最主要的是合理使用抗癫痫药物。有的癫痫继发于别的疾病，所以还要治疗原发病。难治性癫痫，药物治疗效果不好，可以考虑手术。

9. 如何合理、规范地使用抗癫痫药？

合理、规范地使用抗癫痫药要遵循以下原则：

1）**早期治疗** 反复的癫痫发作会导致脑损伤，早期规范治疗者效果更好，所以，一旦确定诊断，应尽早使用抗癫痫药。但对于首次发作轻微且无其他脑损伤伴随表现的患儿，也可待第二次发作后再考虑用药。发作频率低、发作间隔在1年以上的患儿，也不是必须立刻用药。

2）**选择合适的药物** 一般先根据发作类型选药，广谱抗癫痫药，如丙戊酸钠、托吡酯、拉莫三嗪、左乙拉西坦、唑尼沙胺、氯硝西泮等，各种发作类型均可选用，多在全面性发作或者分类不明时使用；窄谱抗癫痫药，如卡马西平、奥卡西平、苯妥英钠等，多用于局灶性发作或特发性全面强直－阵挛发作。另外，选药时要考虑药物的不良反应，如苯妥英钠有多毛、皮肤粗糙、齿龈增生、震颤、共济失调等副作用，苯巴比妥可引起严重的镇静作用、认知损害及行为异常，丙戊酸钠可影响内分泌、代谢和肝脏的功能。任何药物都有不良反应，不能说因为担心不良反应而擅自停药，而是要在了解不良反应的基础上有针对性地选取利大弊小的药物。

3）**单药或联合用药的选择**　为了避免药物之间的相互作用或增加药物毒性，尽量采用单药治疗。近六成的病例仅用一种抗癫痫药就能控制发作。但经2～3种药物单用合理治疗无效，尤其是存在多种发作类型的患儿，应考虑联合用药。

4）**用药剂量个体化**　从小剂量开始，根据疗效、患者的依从性和血药浓度逐渐增加并调整剂量，达到最佳疗效时为止。

5）**长期规则服药以保证血药浓度稳定**　一旦开始用药，患儿和家长不能随意减药或者停药，应在医生的指导下坚持用药，即使减药、停药，也必须遵循医生的意见。一般应在服药后完全不发作2～4年，又经3～6个月的逐渐减量过程才能停药。当然，发作类型不同，疗程也不同。失神发作，停止发作2年才考虑停药；复杂性局灶性发作、Lennox-Gastaut综合征，停止发作4年才考虑停药。婴幼儿期发病、不规则服药、脑电图持续异常，以及同时合并大脑功能障碍者，停药后复发率高。青春期来临易致癫痫复发或加重，所以要避免在这个年龄段减药或停药。

6）**定期复查**　密切观察疗效与药物不良反应，除争取持续无临床发作外，至少每年应复查一次常规脑电图。针对所用药物的主要副作用，定期监测血常规、血小板计数和肝肾功能。在用药初期、联合用药、病情反复或更换新药时，均应监测血药浓度。

10. 出现癫痫持续状态怎么办？

癫痫持续状态是指一次癫痫发作持续30分钟以上，或反复发作而间歇期意识不能恢复超过30分钟的情况。各种癫痫发作都可能出现癫痫持续状态，但以强直－阵挛持续状态最为常见。常以尖叫开始，突然意识丧失，摔倒，肌肉呈对称性强直性抽动，头、眼转向一侧，口角偏斜，口吐白色泡沫，舌唇咬破，大小便失禁。

癫痫持续状态是急症，严重者还可能发生脑水肿和颅内高压，需及时治疗，如果持续时间过长，会造成不可逆转的脑部损害甚至危及生命。癫痫持续状态，即使及时抢救，死亡率仍高达3.6%。突然停药、药物中毒、感染、高热、劳累、精神因素等，是癫痫持续状态的常见诱因。

一旦出现癫痫持续状态，应呼叫120救护车到场急救处理，或就近送医院急救。在家中的应急处理同热性惊厥。

（陈凯云）

脑炎和脑膜炎

1. 脑炎和脑膜炎是一回事吗？

脑炎和脑膜炎虽然只差一个字，而且都跟脑有关系，但二者不能画等号。脑炎和脑膜炎的发病部位不同，脑膜炎是脑膜或脑脊膜（头骨与大脑之间的一层膜）被感染的疾病，通常伴有细菌或病毒感染；如果炎症累及的部位是脑实质，则是脑炎。在同一种细菌或者同一种病毒感染的情况下，可能脑炎的临床表现要比脑膜炎严重。

2. 高热会把孩子烧成脑炎或者脑膜炎吗？

民间流传着一些故事，说某某某几岁的时候发了一场高烧，然后脑子被烧坏了，变成了痴呆或者傻子。所以，很多人认为高烧会烧坏脑子，会把孩子烧成脑炎或者脑膜炎，孩子会有后遗症。其实，这是人们误解了其中的因果逻辑关系才得出的结论。发热是症状，不是病因，感染才是病因。由于病原体（细菌、病毒、真菌等）感染导致了脑炎或者脑膜炎，而脑炎或者脑膜炎有发热的症状，同时脑炎或脑膜炎可能造成并发症和后遗症，所以，发热和后遗症是同一个原因下的结果，它们之间并不具备因果关系。这个道理跟发热时间长也不会把孩子烧成肺炎的道理是一样的。因为是病原体感染（感染的部位在肺部）导致肺炎，炎症导致了发热，所以发热并不是肺炎的病因。只不过通常在发病的早期，大人们并不知道这是肺炎，而只是注意到了发热而已。

3. 流脑和乙脑各有什么特征？

流脑的全称叫流行性脑脊髓膜炎。流脑开始就像感冒一样，患者有发热、全身不适，年纪稍大的孩子会告诉家人说头痛，还可有轻微咳嗽、鼻塞和流鼻涕等现象（所以有的家长认为是感冒，随便给孩子点儿药吃，甚至根本不重视。这时医生也可能当感冒来治），有的患儿病情会急剧恶化，出现高热、剧烈头痛、恶心、呕吐，呕吐常呈喷射状，随着病情进一步发展，患儿可出现抽风、昏迷，甚至休克。年纪小的孩子患了流脑，多表现为嗜睡、易惊跳、不吃奶、高声尖叫，以及双眼发直，有的可没有明显发热，仅有脖子发硬，皮肤、黏膜有出血点或瘀斑。因此，遇到孩子在流行季节（冬、春季节流行，2~4月份为流行高峰）有发热、头痛和呕吐，特别是脖子发硬的情况，就要想到流脑的可能，应及早到有条件的医院去就诊。

乙脑的全称是流行性乙型脑炎。和流脑一样，乙脑也是神经系统感染性疾病，两者有不少相似的地方，比如都具有传染性和流行性，都是小孩子容易患的病，而且都损害大脑，起病都很急，都有发热、头痛、呕吐、抽风和昏迷的表现，也都可以出现智力障碍、肢体瘫痪、癫痫等后遗症。然而，这两者仍然是可以区分的。首先，流脑是由细菌引起的，它是发生在冬、春季节的呼吸道传染病，而乙脑则是由病毒引起的，它是发生在夏、秋季节的由蚊虫叮咬造成的传染病。其次，乙脑症状较重，发热、抽风（惊厥）和呼吸衰竭表现得比流脑明显，而流脑症状要轻些，其皮肤、黏膜常有瘀斑、瘀点。对于不典型病例，做腰椎穿刺取脑脊液化验对于弄清是哪种病非常必要。

那么，怎样判断孩子可能患了乙脑呢？如果在夏天，孩子突然出现高热、头痛、呕吐、懒言少动、成天想睡觉，而又没有流鼻涕、打喷嚏等征象，应想到这个病。如果在2～3天内发热到39～40℃，孩子出现抽风、脖子发硬、神志不清，多半是乙脑。此时如果未能控制症状，则发烧更重，可达41℃以上，患儿抽风频繁发作，人事不醒，可以出现瘫痪，或因严重呼吸衰竭而危及生命，这个过程大约为10天，若经抢救脱险就进入恢复期。

4. 脑脊液检查对身体伤害大吗？不做可以吗？

我们先来了解一下脑脊液检查是怎么做的。脑脊液检查是通过腰椎穿刺术（简称腰穿）取得脑脊液而实施的，就是使用穿刺针穿过皮肤，通过腰椎间隙，当针尖到达椎管时，脑脊液可通过针管流出，医生用试管接取脑脊液送实验室检查。

在CT问世以前，诊断脑血管病，脑脊液检查基本上是要进行的。自CT检查广泛应用以来，虽然脑脊液检查用得相对少了一些，但CT检查仍不能完全代替脑脊液检查，有些脑血管病必须通过脑脊液检查才能诊断和鉴别诊断。当患儿出现头痛、呕吐、颈项强直等脑膜刺激症状时，究竟是蛛网膜下腔出血还是脑膜炎呢，要进行鉴别诊断，这时CT检查就无能为力了，而脑脊液检查却能一目了然。脑脊液检查是诊断颅内感染和蛛网膜下腔出血的重要手段，如果是颅内感染，脑脊液检查对于找出病原体也有着非常重要的意义。

很多患儿家长即使明白脑脊液检查的重要性，仍然对其怀有恐惧心理，主要是担心腰椎穿刺会损伤孩子的脊髓，影响孩子的健康。实际上，这种担心是没有必要的。医生在做腰穿时会考虑到这一点，避开脊髓。再者，脑脊液中除含有少量的糖、氯化物、蛋白质和白细胞外，大部分是水，而且脑脊液循环得很快，不断产生、不断吸收，处于持续更新状态，保持着动态平衡。腰穿时取出的2~4毫升脑脊液会被迅速补足，对身体健康不会产生影响。因此，如果病情需要，家长应和医生很好地配合，以便及早确诊并有针对性地进行有效的治疗。

5. 脑炎和脑膜炎怎么治疗？

脑炎和脑膜炎都是儿科疾病中的急重症，需住院治疗。

流脑主要是应用抗生素治疗，力求用药24小时内杀灭脑脊液中的致病菌，要选对药、用药早、剂量足、疗程够。当然，治疗并发症和对症治疗、支持治疗也很重要。

乙脑病情凶险，其治疗要"过三关"——高热关、呼吸关、惊厥关。这"过三关"都是对症治疗，因为乙脑并没有特异性的治疗手段，其病程也呈自限性，所以，急性期正确的支持和对症治疗是保证病情顺利缓解、降低病死率和致残率的关键。

6. 流脑和乙脑会留下后遗症吗？

关于流脑，目前随着医学的发展，合理、及时的治疗已经大大地降低了本病的死亡率，但是仍有小部分患者会留有神经系统后遗症，包括听力障碍、智力倒退、反复惊厥、语言能力延迟、视力障碍、行为异常等。

关于乙脑，也有部分重型和极重型病例在发病半年后留有神经、精神方面的后遗症，主要包括失语、语言迟缓、瘫痪、吞咽困难、视神经萎缩、耳聋、癫痫等神经系统损害，痴呆、记忆力及理解力减退、智力低下、表情淡漠、眼神呆滞、哭笑无常、攻击性行为等精神状态及认知功能异常，多汗、流口水等自主神经功能失调表现。

对于后遗症，可以进行语言训练、认知功能训练和肢体功能训练等康复治疗。

7. 流脑和乙脑可以预防吗？

流脑和乙脑都是可以预防的。流脑主要在冬、春季发病，这两个季节呼吸道传染病较多，一般应让孩子少去人员密集的公共场所，遇到有可疑病者，最好避开或戴口罩。乙脑流行于夏、秋季节，是经蚊虫叮咬传播的，预防的方法是消灭蚊虫，避免蚊虫叮咬。另外，流脑和乙脑都有相应的预防针，在疾病流行季节给孩子接种疫苗是预防疾病的有效方法。

8. 手足口病可能导致脑炎或者脑膜炎吗？

是的，手足口病的确可能导致脑炎或者脑膜炎。手足口病的主要传播途径为粪－口－呼吸道，多发于夏、秋季节，大多数患儿症状轻微，以发热，手、足、口腔、肛周出现皮疹为主要特征，给予常规抗病毒治疗和降温等对症处理后症状缓解，预后良好。但是，少数患儿可并发脑膜炎、脑炎、急性迟缓性麻痹，继而出现肺水肿、肺出血等，其中，神经系统受累多早于其他系统受累，轻者精神萎靡、嗜睡、头痛、呕吐、易惊、烦躁，重者出现意识模糊、肢体抽动、无力、震颤后肢体瘫痪等。因此，对于手足口病，广大家长一定要严密观察，早期发现，早期治疗。

（陈凯云）

脑瘫

1. 什么是脑瘫？为什么会有脑瘫？

脑瘫是指由于各种原因造成的发育期胎儿或婴儿非进行性脑损伤，临床主要表现为中枢性运动障碍和姿势异常。本病并不少见，我国的儿童脑瘫患病率在2‰左右。

多年来，许多围生期危险因素被认为与脑瘫的发生有关，主要包括早产与低出生体重、脑缺氧缺血、产伤、先天性脑发育异常、胆红素脑病、先天性感染等。然而，对很多患儿却无法明确其具体病因。人们还发现，虽然近20年来产科技术和新生儿医疗保健有了极大的发展，脑瘫的发病率却未见下降。为此，近年来国内外专家对脑瘫的病因做了更深入的探讨，结果一致认为胚胎早期阶段的发育异常很可能是导致早产、低出生体重和围生期缺氧、缺血等事件的重要原因。胚胎早期的这种发育异常主要来自受孕前后孕妇体内外环境的影响、遗传因素以及孕期疾病引起的妊娠早期胎盘羊膜炎症等。

2. 脑瘫有什么特征？

脑瘫以出生后非进行性运动发育异常为特征，一般有以下4种表现：

1）运动发育落后和瘫痪　肢体主动运动减少，患儿不能完成相同年龄正常小儿可以做的动作，包括竖颈、坐、站立、独走等粗大运动，以及手指的精细动作。

2）肌张力异常　患儿的肌张力异常因不同临床类型而异。痉挛型表现为肌张力增高，肌张力低下型表现为瘫痪、肢体松软，手足徐动型表现为变异性肌张力不全。

3）姿势异常　患儿可出现多种肢体异常姿势，并因此影响其正常运动功能的发挥。

4）反射异常　表现为多种原始反射消失、延迟。

作为脑损伤的共同表现，一半以上的脑瘫患儿可合并智力低下、听力和语言发育障碍，还有的患儿会出现视力障碍、过度激惹、小头畸形、癫痫等。有的伴随症状，如流口水、关节脱位等，则与脑瘫自身的运动功能障碍相关。

3. 脑瘫有多少种类型？

1）按运动障碍的性质分类

① 痉挛型：最常见，占全部病例的50%～60%。表现为肘、腕关节屈曲，拇指内收，手紧握拳，下肢内收，交叉呈剪刀腿和尖足。

② 手足徐动型：除手足徐动外，还可表现出扭转痉挛或其他锥体外系受累症状。

③ 肌张力低下型：瘫痪肢体松软，但腱反射存在。

④ 强直型：表现为全身肌张力显著增高。

⑤ 共济失调型：表现为小脑性共济失调。

⑥ 震颤型：多为锥体外系相关的静止性震颤。

⑦ 混合型：以上某几种类型同时存在。

2）按瘫痪累及部位分类 可分为四肢瘫（四肢和躯干均受累）、双瘫（也是四肢瘫，但双下肢相对较重）、截瘫（双下肢受累，上肢、躯干正常）、偏瘫、三肢瘫和单瘫等。

4. 如何确诊脑瘫？

脑瘫的诊断主要依靠病史和全面的神经系统体格检查。其诊断应符合以下2个条件：

① 婴儿时期就出现中枢性运动障碍症状；

② 除外进行性疾病（如各种代谢病和变性疾病）所致的中枢性瘫痪及正常儿童一过性发育落后。

5. 如何治疗脑瘫？

1）治疗原则

① 早期发现、早期治疗：婴儿的运动系统正处于发育阶段，早期治疗容易取得较好疗效。

② 促进正常运动发育，抑制异常运动和姿势。

③ 采取综合治疗手段：除针对运动障碍外，应同时控制

癫痫发作，以阻止脑损伤的加重。对同时存在的语言障碍、关节脱位、听力障碍等也需一并治疗。

④ 医生指导和家庭训练相结合，以保证患儿得到持之以恒的正确治疗。

2）主要治疗措施

① 功能训练：包括体能运动训练（针对各种运动障碍和异常姿势进行物理学手段治疗）、技能训练（重点训练上肢和手的精细运动，提高患儿的独立生活能力）、语言训练（包括听力、发音、语言和咀嚼吞咽功能的协同矫正）。

② 矫形器的应用：功能训练中，配合使用一些支具或辅助器械，有帮助矫正异常姿势、抑制异常反射的作用。

③ 手术治疗：主要用于痉挛型，目的是矫正畸形，恢复或改善肌力与肌张力的平衡。

④ 其他：如高压氧治疗、水疗、电疗等，这些治疗对功能训练可起到一定的辅助作用。

（陈凯云）

急性良性肌炎

1. 什么是急性良性肌炎？

急性良性肌炎是儿童在流感过程中发生的肌炎，又称儿童急性短暂肌炎、流行性感冒肌炎、病毒性肌炎等，冬、春季高发。本病可能为病毒感染所致，但具体发病机制尚不明确。发病年龄多在5~13岁，男孩多于女孩。

2. 急性良性肌炎有什么症状？

1）前驱症状 患儿在病初均有发热、流涕、鼻塞、阵发性咳嗽等上呼吸道感染症状，或有腹泻，病程3~7天。

2）肌痛 患儿于夜间睡醒或晨起时突然出现肌肉疼痛，以小腿肌肉疼痛为主，大腿肌肉次之，偶可累及颈部、肩胛部及上肢。双侧痛多，也有单侧痛。多为钝痛，常在运动后出现，休息后可缓解。患儿因腿疼而致步态异常、跛行，严重者行走困难或拒绝行走，肌力下降不明显。双小腿肌肉有触痛，但无皮肤感觉异常，外观无红肿。

本病与流感过程中所见的肌痛不同，剧烈肌痛常局限于双侧小腿根部，不像流感初期的广泛性肌痛。本病与多发性肌炎或皮肌炎也不同，因为多发性肌炎和皮肌炎进展缓慢，无严重肌痛和触痛，并且主要累及四肢的近端肌群，往往并发皮肤损害。

3. 急性良性肌炎如何诊断？

本病诊断起来并不困难，诊断依据如下：

① 患儿有上呼吸道感染的前驱症状，有晨起肌痛、步态异常，无神经异常征。

② 急性期血清肌酸激酶（CK）高，范围在394～2759单位/升，乳酸脱氢酶（LDH）、肌酸激酶及其同工酶、α－羟丁酸脱氢酶（α-HBDH）也有轻度升高。

一些小于2岁、不会表达的婴幼儿，往往因为家长观察不够、医生检查匆忙而导致漏诊。所以，对于一些烦躁哭闹、拒绝站立、易摔倒，被触腿时哭闹加剧、表情痛苦的幼儿，应考虑此病。

4. 急性良性肌炎如何治疗？

急性良性肌炎的治疗并不复杂，治疗效果也比较好。

治疗以限制活动（疼痛严重者卧床休息）、抗病毒、营养肌肉等为主。

肺炎支原体抗体阳性者应用大环内酯类药物。肌痛明显或肌酶显著增高者，可短期服用泼尼松。

情况较重者，可给予氢化可的松或泼尼松等激素治疗，总疗程7~10天。

5. 急性良性肌炎如何预防？

急性良性肌炎的预防措施也比较简单：平时要注意平衡膳食，补充足够营养，并加强锻炼，提高身体素质。当流感发生时，家长应留心观察孩子，仔细护理，防止肌炎出现。对高热、精神状态较差者，应及时带其就医。

（陈凯云）

进行性肌营养不良

1. 进行性肌营养不良是一种什么病？

进行性肌营养不良是一类由于基因缺陷所导致的肌肉变性病，以进行性加重的肌无力、肌萎缩和最终完全丧失运动功能为主要临床表现。由于基因缺陷的不同，临床症状出现的早晚也不同，可以早至胎儿期，也可以在成年后。从疾病名称就可以知道，肌营养不良的病程一般是进行性加重的，但疾病进展的速度快慢不一。

本病根据发病年龄、肌无力分布、病程及预后可分为假肥大型肌营养不良、Emery-Dreifuss肌营养不良、面肩肱型肌营养不良、肢带型肌营养不良、远端型肌营养不良、眼咽型肌营养不良、强直型肌营养不良、先天性肌营养不良。其中，假肥大型肌营养不良是最常见的类型，主要发生在学龄前和学龄期，是小儿时期最常见的遗传性肌病。我们以下的介绍主要围绕假肥大型肌营养不良进行。

Duchenne肌营养不良（DMD）和Becker肌营养不良（BMD）是假肥大型肌营养不良的两种典型表现，其临床表现相似，但轻重明显不同，后者症状较轻。DMD的发病率为1/3600（男婴），BMD仅为其1/10。

2. 为什么会有进行性肌营养不良？

假肥大型肌营养不良是遗传病，是由于染色体Xp21上编码抗肌萎缩蛋白的基因突变所致，属X连锁隐性遗传病，一般是男性患病，女性携带突变基因。实际上，仅2/3的患者病变基因来自母亲，另1/3的患者是自身抗肌萎缩蛋白基因发生了突变（也就是说，这1/3的患者其母亲不携带该突变基因，与患者的发病无关）。

DMD患者肌细胞内抗肌萎缩蛋白近乎完全缺失，所以临床症状严重，而BMD仅部分减少，预后相对良好。由于抗肌萎缩蛋白也部分存在于心肌、脑细胞和周围神经组织中，所以部分患者可合并心肌病变、智力低下或周围神经传导功能障碍。

3. 进行性肌营养不良有什么表现？

1）进行性肌无力和运动功能倒退　患儿出生时或在婴儿早期运动发育基本正常，少数有轻度运动发育延迟，或独立行走后步态不稳，易跌倒。一般5岁后症状开始明显，髋带肌无力日益严重，行走摇摆，跌倒更频繁，不能上楼和跳跃。肩带和全身肌力随之进行性减退，大多数患儿在10岁后丧失独立行走能力，20岁前大多出现咽喉肌肉和呼吸肌无力，声音低微，吞咽和呼吸困难，很容易因发生吸入性肺炎等继发感染而死亡。BMD症状较轻，患者可能存活至40岁后。

2）Gower征　　Gower征是进行性肌营养不良儿童特有的动作。由于髋带肌早期无力，一般在3岁后患儿即不能从仰卧位直接站起，必须先翻身成俯卧位，然后两脚分开，双手先支撑地面，继而一只手支撑于同侧小腿，并与另一只手交替移位支撑于膝部和大腿上，使躯干从深鞠躬位逐渐竖直，最后成腰部前凸的站立姿势。

3）假性肌肥大和广泛肌萎缩　　早期即有骨盆和大腿进行性肌肉萎缩，但腓肠肌因脂肪和胶原组织增生而假性肥大，与其他部位肌萎缩对比鲜明。肩带肌萎缩后，举臂时肩胛骨内侧远离胸壁，形成"翼状肩胛"。自腋下抬举患儿躯体时，患儿两臂向上，有从检查者手中滑脱之势。脊柱肌萎缩可导致脊柱弯曲畸形。疾病后期发生肌肉挛缩，引起膝、腕关节或上臂屈曲畸形。

4）其他　　多数患儿有心肌病，甚至发生心力衰竭，但其严重程度与骨骼肌无力并不一致。几乎所有患儿均有不同程度的智力损害，损害程度与肌无力严重程度也不平行，其中20%~30%较明显，智商低于70。

4. 进行性肌营养不良患儿要做哪些检查？

1）血清磷酸肌酸激酶（CK）　　显著增高，可高出正常值的数十甚至数百倍，这在其他肌病中很少见。CK增高在症状出现以前就已存在。但在疾病晚期，由于几乎所有的肌纤维都已经变性，所以血清CK含量反而下降。

2）肌电图　呈典型肌病表现，周围神经传导速度正常。

3）肌肉活检　显微镜下可见肌纤维存在轻重不等的广泛变性坏死，间有深染肌纤维。

4）遗传学诊断　对活检肌肉组织进行抗肌萎缩蛋白的细胞免疫学诊断，或采血进行DNA序列分析，可证实抗肌萎缩蛋白基因突变或缺失。

5. 进行性肌营养不良能治吗？

进行性肌营养不良迄今尚无特效治疗方法，预后多不良，最终可以导致患儿伤残或死亡。

以下治疗措施可以参考：

① 对症和支持治疗。有助于提高患儿的生活质量与延长患儿生命。内容包括：帮助患儿坚持主动和被动运动，以延缓肌肉挛缩；对逐渐丧失站立或行走能力者，使用支具以帮助运动和锻炼，并防止脊柱弯曲和肌肉挛缩；保证钙和蛋白质的摄入，积极防治致命性呼吸道感染。

② 药物治疗。虽然有上百种药物在临床中应用，但至今仍无疗效肯定的药物。泼尼松似乎有改善肌力、延缓病情发展的功效，开始剂量为每天每千克体重1毫克，一般用药10

天后见肌力进步。有效者，维持剂量平均为每天每千克体重0.75毫克，连续用药可维持缓解2年以上，但要注意长期使用激素的副作用。

针对抗肌萎缩蛋白的基因工程治疗方法目前正在研究中。

6. 如何预防进行性肌营养不良？

做好遗传咨询，通过家系调查、CK测定、DNA分析，以及对已怀孕的基因携带者进行胎儿产前诊断，进行生育指导。

（陈凯云）

重症肌无力

1. 重症肌无力是一种什么病？

重症肌无力是一种由神经—肌肉接头处传递功能障碍所引起的自身免疫性疾病，临床主要表现为部分或全身骨骼肌无力和易疲劳，活动后症状加重，休息后症状减轻。本病的患病率为77～150/100万，年发病率为4～11/100万。女性患病率大于男性，比例约为3:2，各年龄段均可发病，1～5岁居多。

2. 重症肌无力有什么临床表现？

1）儿童期重症肌无力　大多在婴幼儿期发病，2～3岁是发病高峰，女孩多见。

① 眼肌型：最多见。单纯眼外肌受累，多数见一侧或双侧眼睑下垂，早晨轻，起床后逐渐加重；反复用力睁闭眼会使症状更明显；部分患儿同时有眼球外展、内收或上下运动障碍，会引起复视、斜视等；瞳孔对光反射正常。

② 脑干型：主要表现为第Ⅸ、Ⅹ、Ⅻ颅神经所支配的咽喉肌群受累，突出症状是吞咽或构音困难、声音嘶哑等。

③ 全身型：主要表现为运动后四肢肌肉疲劳无力，严重者卧床难起，呼吸肌无力时会危及生命。

少数患儿兼有上述2～3种类型的表现，或由一种类型逐渐发展为混合型。病程经过缓慢，其间可交替地完全缓解与复发，呼吸道感染会使病情加重。约2%的患儿有家族史，提示这些患儿的发病与遗传因素有关。

2）新生儿期重症肌无力

① 新生儿暂时性重症肌无力：重症肌无力女性患者妊娠后娩出的新生儿中，约1/7因体内遗留母亲抗ACh-R（乙酰胆碱受体）抗体可能出现全身肌肉无力，严重者需要呼吸机辅助呼吸或胃管喂养。这些患儿因很少表现出眼肌症状，所以容易被误诊。出生数天或数周后，患儿体内的抗ACh-R抗体消失，肌力可恢复正常，且今后不存在发生重症肌无力的特别危险性。

② 先天性重症肌无力：因遗传性ACh-R离子通道异常而患病，与母亲是否患重症肌无力无关。患儿出生后出现全身肌无力和眼外肌受累，症状持续，不会自然缓解，胆碱酯酶抑制剂和血浆交换治疗均无效果。

3. 诊断重症肌无力需要做哪些检查？

1）**药物诊断性试验**　当临床表现提示本病时，使用腾喜龙或新斯的明药物试验有助于确立诊断。因腾喜龙有心律紊乱的副作用，所以一般不用于婴儿。

2）**肌电图检查**　对能充分合作完成肌电图检查的儿童，

可做神经重复刺激检查。重复电刺激中反应电位波幅快速降低对本病诊断比较有特异性。

3）血清抗ACh-R抗体检查　阳性有诊断价值。婴幼儿阳性率低，以后随年龄增加而增高。眼肌型的阳性率较全身型低。

4. 重症肌无力如何治疗？

重症肌无力为慢性疾病过程，病程中可有症状的缓解和复发。眼肌型起病2年后仍无其他肌群受累者，日后很少发展为其他型。多数患儿经数月或数年可望自然缓解，但有的会持续到成年。有症状者应长期治疗，以免出现肌肉废用性萎缩和肌无力症状进一步加重。

1）胆碱酯酶抑制剂　胆碱酯酶抑制剂是多数患者的主要治疗药物。首选药物为溴化吡啶斯的明，新生儿每次5毫克，婴幼儿每次10～15毫克，年长儿每次20～30毫克，最大剂量不超过每次60毫克，每日3～4次。根据症状控制的需求和是否有毒蕈碱样不良反应（面色苍白、腹痛、腹泻、心率减慢、气管分泌物增多）发生，可适当增减每次剂量与服药间隔时间。

2）糖皮质激素　各种类型的重症肌无力均可使用糖皮质激素，长期、规则应用糖皮质激素可明显降低复发率。首选药物为泼尼松，剂量为每日每千克体重1～2毫克，症状完全缓解后维持治疗4～8周，然后逐渐减量至能够控制症状的最小剂量，每日或隔日清晨顿服，总疗程2年。注意：部分患者在糖皮质激素治疗的头1～2周可能有一过性肌无力加重，所以最初使用时最好能短期住院观察；同时，要注意糖皮质激素长期使用的副作用。

3）**胸腺切除术**　对于药物难以控制病情者可考虑此法。此法对于血清抗ACh-R抗体滴度增高和病程不足2年者，疗效往往更好一些。

4）**大剂量静脉注射丙种球蛋白和血浆交换疗法**　这两种治疗方法对部分患者有效，但治疗费用都非常高，而且一次治疗维持时间短暂，所以主要适用于难治性重症肌无力或肌无力危象的抢救。

5. 肌无力危象是什么？危险吗？

肌无力危象是指重症肌无力患者在病程中由于某种原因使病情急剧恶化，出现呼吸困难而危及生命的严重情况。

肌无力危象有两种类型：

① 重症肌无力危象：因治疗延误或措施不当使重症肌无力本身病情加重，患儿可因呼吸肌无力而呼吸衰竭。注射新斯的明能使症状迅速改善。

② 胆碱能危象：因胆碱酯酶抑制剂过量引起，除明显肌无力外，尚有严重的毒蕈碱样症状（面色苍白、腹痛、腹泻、心率减慢、气管分泌物增多）。

可采用腾喜龙肌注鉴别这两种类型的危象：肌注腾喜龙后，胆碱能危象者会出现症状短暂加重，重症肌无力危象者在肌注腾喜龙后症状会减轻。

6. 重症肌无力患者要注意些什么？

① 有些情况可能使重症肌无力加重或复发，如感染、手术、精神创伤、全身性疾病、过度疲劳、女性生理期前后、妊娠、分娩、吸烟、饮酒、胸腺瘤复发等。

② 重症肌无力患者应禁用或慎用以下药物：

a. 抗生素类：庆大霉素、链霉素、卡那霉素、四环素、土霉素、杆菌肽、多黏菌素、妥布霉素、喹诺酮类、大环内酯类。

b. 调脂药。

c. 非那根、安定、安热静、吗啡、乙醚、麻醉肌松剂、普鲁卡因、氨基苷类药物。

d. 奎宁、奎尼丁、普鲁卡因酰胺、冬眠宁、奋乃静。

e. 箭毒、琥珀胆碱。

f. 胸腺素、卡增舒、秉宁克通、免疫增强剂。

g. 蟾酥及某些中成药（如六神丸、喉疾灵等）。

h. 青霉胺。

③ 不要随便给重症肌无力患儿服用自称含有增强免疫作用的药物。

（陈凯云）

遗传性疾病

遗传性疾病概述

1. 什么是遗传性疾病？

　　遗传性疾病是由于遗传物质结构或功能改变所导致的疾病，简称遗传病。那么，遗传物质是从哪里来的呢？当然是从父母身上来的，所以简单来说，孩子得这个病是因为从父母的身上得到的遗传物质有异常，同样的道理，患病或携带了这些异常遗传物质的孩子长大后结婚生育也有可能将这些异常的遗传物质传给下一代。

2. 染色体、基因和 DNA 分别是什么？

　　遗传物质包括细胞中的染色体及其基因。人类细胞染色体数为23对（46条），其中22对为常染色体，男性和女性都一样；只有第23对染色体男女不同，是决定性别的，称为性染色体，男性为XY，女性为XX。基因是遗传的基本功能单位，染色体一般来说是遗传信息（DNA）的载体，基因是具有遗传效应的DNA片段。

　　打个比方，如果说每个人的染色体是一套书，那么这套书总共有23本，每本还有上、下篇，所有人的前22本名称都相同，只有第23本不同，男孩的第23本书上、下篇分别叫作

X和Y，女孩的第23本书上、下篇都叫作X。书里面的书页就是DNA，每张书页能够表达明确意思的句子或者段落就是基因。每个人的这套书都与别人的不一样，如果里面有错别字或者大段文字的错误，就会影响阅读，如同单基因遗传病、多基因遗传病一样会影响我们身体的健康、生活的质量；如果这套书有一本是残缺不全或者装订错误的，那么这套书就不能算是完整的一套书了，就如同染色体病可以导致患者残障甚至死亡一样。

3. 遗传性疾病和先天性疾病有区别吗？

先天性疾病是指人在出生时就已表现出来的疾病。母亲在怀孕期间接触环境中的有害因素，如农药污染、有机溶剂、重金属等化学物品，或者过量暴露在有害射线下，或者服用了一些有害的药物，又或者感染了某些病原体，都可能导致胎儿的先天异常，但这些不一定是因为父母遗传物质的异常所导致的。

遗传性疾病中相当一部分是先天性疾病，如21-三体综合征（也叫先天愚型、唐氏综合征），但也有一部分不是先天性疾病，它们随着年龄的增长才出现病症，如进行性肌营养不良。所以，遗传性疾病可以是先天性疾病，但先天性疾病不一定是遗传性疾病。

另外，遗传性疾病还有以下特点：

① 遗传性：一代传一代或者隔代相传。

② 家族性：有血缘关系的亲戚中有类似的病。历史上著名的例子是19世纪英国维多利亚女王有血友病的致病基因，因此，其家族中出现了多个血友病患者和携带者。

③ 终身性：多数遗传病难以治愈，伴随终身，即使有治疗的措施也不能根治，如糖尿病。

④ 发病率高：目前已明确临床表型和致病基因的遗传性疾病有3000多种，很多常见的疾病都与遗传相关，如糖尿病、高血压病等，其发病率也高，因此，对于遗传性疾病要给予足够的重视。

4. 是否父母带有致病的基因，孩子就一定会有病呢？

这个问题的答案是"不一定"。既然是遗传病，为什么家族中有的人有病，有的人没病呢？那是因为遗传性疾病有显性遗传和隐性遗传的区别。所谓显性遗传，是指致病基因是显性的，只要遗传到了，无论这个致病基因是从父亲那里来的，还是从母亲那里来的，都会发病。所谓隐性遗传，是指致病基因是隐性的，遗传到一对致病基因的子女才会发病，只遗传到一个致病基因是不发病的，只是携带者。也就是说，患病者是不幸地从父亲和母亲那里各得到了一个致病基因，从而配成了一对，所以发病；携带者是从父亲或者母亲其中一方得到了一个致病基因，但是另一方给了他（她）一个正常基因，所以他只是携带者，并不发病；还有一种情况是父亲和母亲都是携带者，都有一个致病基因和一个正常基因，但是幸运地都把正常的基因遗传给了子女，配成了一对正常基因，所以子女既不是患病者，也不是携带者，而是正常人。因此，有的遗传病，父母有，子女也有；有的遗传病，父母没有发病，只是携带者，但是子女发病了；有的遗传病，父母是携带者，子女却完全正常。

笼统一点说，"无中生有为隐性，有中生无为显性"。意思就是，没有发病的父母生出发病的儿女是隐性遗传，发病的父母生出没病的儿女是显性遗传。具体的遗传规律和概率要看究竟是哪一种遗传病，读者们只要了解有多种可能性就好，具体算概率的事情就留给专业的医务人员吧。

5. 显性遗传和隐性遗传跟性别有关吗？

是的。显性遗传和隐性遗传有的跟性别有关，因为有些情况下致病基因在最后一对染色体——性染色体上，所以男孩和女孩的发病或携带情况也有所不同。

举个例子，血友病甲型就是一种跟性别有关的隐性遗传病，遗传方式叫"X连锁隐性遗传"，可以出现以下几种情况：

① 患者与正常女性结婚，所生儿子为正常人，女儿均为

携带者。

②　正常男性与女性携带者结婚，所生儿子50%可能患病，女儿50%可能为携带者。

③　患者与女性携带者结婚，其女儿为血友病患者和携带者的概率各为50%，其儿子患病的可能性占50%。

④　男女都为血友病患者的人结婚，其所生子女均为血友病患者。

血友病还有个名称叫"欧洲皇室病"，这里有个故事：英国历史上在位时间最长的君主维多利亚女王与她的表弟阿尔伯特亲王青梅竹马，两情相悦。成婚后，他们一共生育了9个孩子，4男5女。不幸的是，因为维多利亚本人是血友病的携带者，所以4个男孩中有3个患有血友病，这3位小王子都是2岁左右发病，不久就因此夭折。所幸的是，5位公主看起来都美丽、健康，像她们的母亲一样聪明。欧洲各国皇室之间有联姻的传统，不少国家的王子都前来求婚，殊不知，5位公主中有2位是血友病的携带者，通过联姻，把这种病带到了欧洲其他国家的皇室，导致这一可怕的疾病在欧洲皇室中蔓延。

6. 遗传性疾病会影响儿童健康的哪些方面？

不同的遗传性疾病病因不同，可以导致不同的表现，对儿童健康的影响也多种多样，有的还没有出生就已经流产

（如多倍体），有的终身残障（如21-三体综合征），有的生长发育正常但是如果不小心可突然有生命危险（如G6PD缺乏症，俗称蚕豆病）。遗传性疾病虽各有特点，但我们还是归纳出了一些共同之处，以便大家更容易理解它们的危害。

① 发育落后，生长迟缓，智力障碍：孩子的体格生长、智力发育是有规律也有正常范围的，当然，每个孩子受父母遗传、营养吸收、生长环境、教养方法等因素的影响可以有量的不同。但是，遗传性疾病对孩子体格生长和智力发育的影响往往是质的差异，如先天性卵巢发育不全综合征（也叫Turner综合征）的患者成年后身高只有135～140厘米，21-三体综合征的患者终身智力障碍，即使积极干预效果也欠佳。

② 外貌异常：如白化病的儿童毛发呈白色，皮肤呈淡红色；黏多糖病的儿童面容丑陋，头大，眼裂小，眼距宽，鼻梁低平，鼻孔大，唇厚，前额和双颧突出，毛发多而发际低，颈短；21-三体综合征的儿童眼裂小，眼距宽，双眼外眦上斜，鼻梁低平，外耳小，硬腭窄小，张口、伸舌、流涎多，头小而圆，颈短而宽。

③ 四肢或脏器畸形：如先天性卵巢发育不全综合征可以伴有主动脉缩窄、肾脏畸形（马蹄肾、易位肾等）、指（趾）甲发育不良等；先天性软骨发育不全的患者四肢长骨短小，表现为短肢型侏儒；马凡综合征患者身材细长，伴细长指（趾），常有先天性心脏病、骨骼、肌肉发育异常。

④ 遗传性的代谢性疾病在新生儿期常可出现症状：如黄

疸不退、长期腹泻、持续呕吐、肝脾增大、呼吸困难、酸碱失衡、电解质紊乱、癫痫发作、昏迷、身体或尿液有特殊臭味等。

7. 遗传性疾病如何诊断？

既然遗传性疾病有这么多危害，那么能否早期发现、早期诊断呢？这有点儿复杂，因为遗传病种类繁多，涉及全身多个系统，分散在医学的各个专业，所以，医学工作者还在不断地研究。有一些病种已经能明确病因和基因定位，有一些病种能够判断类别，却不能指明具体病因，还有一些疑难病例，受目前医学水平的限制，医学工作者虽然认为其跟遗传有关，却无法明确病因。尽管如此，医学还是在飞速发展，越来越多的先进方法可以帮助医务人员对遗传性疾病进行诊断。

医生判断患者是否有遗传性疾病一般会从以下方面入手：

① 病史：病史很重要，除了患者本人的症状外，还包括家族史（家族中患同类病的历史）、婚姻史（结婚时的年龄、结婚的次数、配偶的健康状况、是否近亲婚配等）和生育史（生育时的年龄、子女数、子女的健康状况，以及有无流产、早产、死产、畸胎等）。

② 查体：患者的外貌特征，包括面容、头型、身材、四肢、毛发、皮纹、体味、外生殖器等，智力测试也很重要。

③ 生物化学检测：通常会留取血液、尿液样本做代谢产物和内分泌激素方面的检测。

④ 染色体分析：可以取患者的骨髓、血液细胞做检查，也可以对一些高危的胎儿在其出生前取孕母的羊水细胞或者绒毛膜细胞做检查。

⑤ 基因诊断：基因诊断能够对一些基因缺陷性遗传病做出准确的诊断，还可以在症状发生前发现致病基因，从而做出早期诊断。一般是取血液样本检测，也可以在产前取孕母的羊水细胞或者绒毛膜细胞做基因检测。

8. 遗传性疾病可以治疗吗？

遗传性疾病有法可治，治疗的方式包括两大类："环境工程"和"基因工程"。

所谓"环境工程"，是指通过改善患者的内外环境因素，如通过饮食、药物、手术、脏器移植等手段，来纠正代谢紊乱，改善症状。糖尿病患者注射胰岛素，苯丙酮尿症患者吃低苯丙氨酸饮食，肝豆状核变性患者做肝移植，这些都属于"环境工程"。

所谓"基因工程"，是指用人工方法改造和修补有缺陷的基因，以达到治疗病因的目的。但是基因治疗比较复杂，符合基因治疗条件的患者有限，而且基因治疗还涉及伦理、道德、法律等方面的问题，所以需要更深入地研究。

虽然科学家想了很多办法去治疗遗传性疾病，但到目前为止，遗传性疾病中能够根治的可以说是凤毛麟角，能够控制不发病或者能够改善症状的也只是一小部分，有相当一部分遗传性疾病科学家也无能为力，所以重点还在于预防。

9. 遗传性疾病可以避免吗？

我们先来看一个例子：小宁和小清是同患重型遗传性地中海贫血的两兄妹，哥哥小宁6岁，妹妹小清2岁，他们终身需要输血和除铁治疗，即便如此，也不一定能活到成年，当然还有骨髓移植和脐血干细胞移植等方法，但是在这个家庭，这些方法都很难实现。他们的父母是同村乡亲，均为地中海贫血的致病基因携带者，本身有轻微贫血，但是不影响日常生活。小宁和小清的父母婚前没有做婚检，怀孕时也没有做产检，甚至在小宁已经被确诊为重型地中海贫血的情况下，他们依然怀着侥幸心理在没有做任何遗传咨询和检查的情况下生下了妹妹小清。

通过这个例子，我们看到遗传性疾病的出现其实是有其规律的，我们可以做好预防工作。就上面的例子来说，小宁、小清的父母是同村乡亲，应该在婚前了解清楚有无近亲关系并做婚前检查，婚后准备生孩子时要做遗传咨询，怀孕以后应该定期产检，如果在产前就诊断出孩子患有重型地中海贫血，可以及时终止妊娠。虽然这些措施不能百分之百保证下一代的健康，但可以在很大程度上降低悲剧发生的概率。

10. 怀孕前、怀孕时、孩子出生后应该做哪些遗传性疾病方面的检查？

遗传病的预防分三个阶段，一级预防是孕前预防，二级预防是产前预防，三级预防是新生儿筛查。

1）孕前预防　首先，要避免近亲结婚；其次，对于家族中有遗传病病史的，可绘制家族系谱，检测致病基因，计算发病风险，找出防治对策。有一对夫妇连续生了两个孩子都是兔唇，他们想生第三个孩子，可是又担心第三个孩子也是兔唇，于是就到医院做遗传咨询。医生分析后认为其家族中有易患兔唇的遗传基因，第三个孩子有兔唇的可能性是比较大的。另外，这对夫妇所在地区生活条件艰苦，长期以土豆为蔬菜，有些土豆放置时间过久就会发绿，这种绿土豆中含有一种可以诱发兔唇的物质，一般人吃了这种绿土豆没有关系，但是对高危人群而言就有可能导致兔唇的发生。因此，医生建议这对夫妻绝对不要再吃土豆了，同时要补充一些有助于面部发育的叶酸等营养类物质。经过这样的处理，他们第三个孩子患兔唇的可能性就大大降低了。

2）产前预防　也称产前诊断，就是在胎儿出生前对其是否患有某种遗传病或者先天畸形做出诊断，从而减少遗传病或先天畸形患儿的出生。

需要做产前诊断的对象包括以下情况：

① 孕妇年龄大于35岁；

② 夫妻一方染色体异常，或者曾生育过染色体病患儿；

③ 曾生育过先天畸形患儿；

④ 某些遗传病基因携带者；

⑤ 有不明原因的流产、死产、畸胎或新生儿死亡史；

⑥ 夫妻一方有明显的致畸因素接触史，或孕妇在孕早期患病毒感染、服用不当药物。

常用检测方法包括B超，血液、尿液成分检测，羊膜穿刺羊水检测，绒毛取样，胎儿镜等。

3）新生儿筛查　在孩子出生后3天左右就做，一般是取足跟血送检。目前的筛查病种主要包括先天性甲状腺功能减退症、苯丙酮尿症、G6PD缺乏症（蚕豆病）、听力障碍。这几种病如果能够早期发现并且积极干预的话是可以控制的。以苯丙酮尿症为例：如果在出生后6个月内发现并给予治疗，那么孩子就有机会智力不受损；如果出生6个月后才开始治疗，大部分孩子会伴有智力低下；如果4～5岁后才开始治疗，那么孩子的智力障碍难以恢复。

做好婚前检查和产前检查，怀孕期间定期产检，孩子出生后按照计划做好筛查和保健，这些都是保证孩子健康成长的必要举措。

（陈凯云）

21- 三体综合征

1. 21- 三体综合征是一种什么病？

21-三体综合征又叫先天愚型、Down综合征（唐氏综合征），是一种遗传性疾病，是因为染色体的异常而导致的。21-三体综合征在活产婴儿中的发病率为1/（600～1000），发病率随孕母年龄增大而增加。本病有三种染色体异常类型：21-三体型（约占95%）、易位型（约占4%）和嵌合型（约占1%）。本病主要是由于生殖细胞在减数分裂形成配子时，或受精卵在有丝分裂时，21号染色体发生不分离，使胚胎体细胞内存在一条额外的21号染色体。

2. 21- 三体综合征有什么特征？

本病的主要特征为智能落后、特殊面容和生长发育迟缓，并可伴有多种畸形。

1）**智能落后** 绝大部分患儿有不同程度的智能发育障碍，且随年龄的增长而日益明显。

2）**生长发育迟缓** 患儿出生时的身长和体重均较正常儿低，出生后体格发育、动作发育均迟缓，身材矮小，骨龄落后于实际年龄，出牙迟且顺序异常；四肢短，韧带松弛，关节可过度弯曲；肌张力低下，腹膨隆，可伴有脐疝；手指粗短，小指尤其短，中间指骨短宽，且向内弯曲。

3）**特殊面容**　出生时即有明显的特殊面容：表情呆滞；眼裂小，眼距宽，双眼外眦上斜，可有内眦赘皮；鼻梁低平；外耳小；硬腭窄小，常张口伸舌，流涎多；头小而圆，前囟大且关闭延迟；颈短而宽。

4）**皮纹特点**　可有通贯手，手掌三叉点移向掌心，atd角增大，第5指有的只有一条指褶纹。

5）**伴发畸形**　约50%的患儿伴有先天性心脏病，其次是消化道畸形。先天性甲状腺功能减低症和急性淋巴细胞性白血病的发生率明显高于正常人群，还有免疫功能低下，易患感染性疾病；外生殖器发育一般正常，但男孩可有隐睾、小阴茎，无生殖能力，女孩性发育延迟，少数可生育。

3. 21-三体综合征如何治疗？

21-三体综合征目前尚无有效的治疗方法，要采取综合防治措施：

① 注意预防感染。

② 如伴有先天性心脏病、胃肠道或其他畸形，可考虑手术治疗。

③ 应注重对患儿的训练与教育，以促进智能发育和体能改善。我国现已有唐氏综合征儿童家长支持组织，这些组织

可在患儿的权益保护、医疗保健、制订长期的早期干预计划以及具体的认知、运动、情感训练方面提供帮助。

近年来，21–三体综合征患者的预期寿命和生活质量已经有了明显提高，特别是没有先天性心脏病的患者。因此，家长们不要放弃。

4. 如何预防 21– 三体综合征？

一般来说，35岁以上的孕妇应在围生期对21–三体综合征进行筛查。标准型21–三体综合征的再发风险为1%，孕母年龄越大，风险越大。对于生育过21–三体综合征患儿的孕妇以及其他高危孕妇，应该进一步做羊水穿刺，取羊水行染色体检查可做早期诊断，以预防21–三体综合征患儿的出生。

（陈凯云）

苯丙酮尿症

1. 苯丙酮尿症是一种什么病？

苯丙酮尿症是一种氨基酸代谢病，是由于苯丙氨酸代谢途径中的酶缺陷，使得苯丙氨酸不能转变为酪氨酸，导致苯丙氨酸及其酮酸蓄积并从尿中大量排出。本病属常染色体隐性遗传病，其发病率随种族而异，我国的苯丙酮尿症发病率大约是1/11000。

本病分为典型苯丙酮尿症和BH4缺乏型两类。苯丙氨酸的代谢，除了需要苯丙氨酸羟化酶，还必须要有辅酶BH4（四氢生物蝶呤）的参与。典型的苯丙酮尿症是患儿缺乏苯丙氨酸羟化酶，BH4缺乏型则是缺乏四氢生物蝶呤。前者占了大部分，后者只占10%～15%，从病情上讲，后者的症状更重。

2. 苯丙酮尿症的孩子有何症状？

苯丙酮尿症的孩子出生时正常，一般在3～6个月时出现症状，1岁时症状明显，表现如下：

1）神经系统表现　早期可有神经行为异常，如兴奋不安、多动或嗜睡、萎靡，少数呈现肌张力增高、腱反射亢进，出现惊厥（约25%），然后智力发育落后日渐明显，80%

有脑电图异常。BH4缺乏型的患儿神经系统症状出现较早且较严重，常见肌张力减低、嗜睡、惊厥，如不及时治疗，患儿常在幼儿期死亡。

2）**外貌** 因黑色素合成不足，患儿在出生后数月，毛发、皮肤和虹膜颜色变浅，皮肤干燥，有的伴有湿疹。

3）**其他** 尿和汗液中有苯乙酸，呈特殊的鼠尿臭味。

总结起来一句话：智力差，惊厥现，毛发皮肤白，汗尿鼠臭味。

3. 怀疑苯丙酮尿症，要做哪些检查？

首先，不管是否怀疑苯丙酮尿症，都要在新生儿期对本病进行筛查，如果能早发现、早治疗，可以避免严重的智力损害。新生儿哺乳3天后就要采集足跟血做常规筛查。

另外，如果怀疑该病，还可以做以下检查：

① 尿三氯化铁试验：用于较大婴儿和儿童的筛查。

② 血浆氨基酸分析和尿液有机酸分析：可为本病提供生化诊断依据，同时也可鉴别其他的氨基酸、有机酸代谢病。

③ 尿蝶呤分析：可以鉴别不同类型的苯丙酮尿症。

④ 酶学诊断：检测酶的活性。

⑤ DNA分析：该技术近年来用于基因突变检测，进行基因诊断和产前诊断。

4. 苯丙酮尿症能治吗？如何治？

本病为可治性遗传性代谢病，关键是要早发现、早治疗，主要采用的是饮食疗法。开始治疗的年龄越小，效果越好。

1）低苯丙氨酸饮食 主要适用于典型苯丙酮尿症以及血苯丙氨酸持续高于1.22毫摩尔/升的患者。由于苯丙氨酸是合成蛋白质的必需氨基酸，完全缺乏时也可导致神经系统损害，因此，对婴儿可喂特制的低苯丙氨酸奶粉，到幼儿期添加辅食时应以淀粉类、蔬菜、水果等低蛋白食物为主。饮食控制以能维持血中苯丙氨酸浓度在0.12~0.6毫摩尔/升为宜。饮食控制需至少持续到青春期以后。

苯丙氨酸需要量

年龄	苯丙氨酸需要量
2个月以内	50~70毫克/（千克体重·日）
3~6个月	约40毫克/（千克体重·日）
2岁	25~30毫克/（千克体重·日）
4岁以上	10~30毫克/（千克体重·日）

2）BH4、5-羟色胺和L-DOPA（左旋多巴） 主要用于BH4缺乏型苯丙酮尿症。

（陈凯云）

肝豆状核变性

1. 肝豆状核变性是怎么回事？

　　肝豆状核变性又称Wilson病，是一种遗传性铜代谢缺陷病，属常染色体隐性遗传病。本病由于铜沉积在肝、脑、肾和角膜等组织而引起一系列临床症状。发病率为1/（50万～100万）。

　　本病的致病基因定位在13q14.3。其基本代谢缺陷是肝脏不能正常合成血浆铜蓝蛋白，铜与铜蓝蛋白的结合力下降，以致自胆汁中排出铜的量减少，大量铜储积在肝细胞中，最终导致肝功能异常和肝硬化。同时，铜由血循环转移到体内其他组织，逐渐沉积在脑、肾、肌、眼等组织中，造成细胞损伤，因此出现各系统被累及的错综复杂的症状。

2. 肝豆状核变性有什么临床表现？

　　肝豆状核变性的临床表现主要体现在多个器官功能的损害方面，其中以肝脏功能损害最常见。

　　1）肝脏损害　　多表现为慢性肝炎、肝硬化，反复出现疲乏、食欲差、呕吐、黄疸、浮肿或腹水等。少数患者表现为急性肝炎，甚至迅速发展至急性肝功能衰竭。轻者仅见肝脾大而无临床症状。约15%的患儿在出现肝病症状前或同时发生溶血性贫血，一般是一过性的，但也可发生严重溶血合并暴发性肝功能衰竭，甚至死亡。

2）神经系统损害　神经系统损害仅次于肝损害，其症状出现也多晚于肝损害。早期主要是结巴、动作笨拙或震颤、不自主运动、表情呆板、肌张力改变等，到了晚期精神症状更为明显，常有行为异常和智能障碍。

3）肾损害　大都继发于肝损害，少数可作为首发症状，主要表现为肾小管重吸收功能障碍，如蛋白尿、糖尿、氨基酸尿和肾小管酸中毒等。

4）其他损害　角膜K-F环常随神经系统症状出现，是本病特有的体征（K-F环是铜颗粒在角膜沉积形成的），初期需用裂隙灯检查。部分患儿有骨骼系统损害，背部或关节疼痛，双下肢弯曲，可有自发性骨折。少数患儿可并发甲状旁腺功能减低、葡萄糖不耐受、胰酶分泌不足、体液免疫或细胞免疫功能低下等。

3. 如何诊断肝豆状核变性？

肝豆状核变性随体内铜沉积量的增加才逐渐出现各个系统受累的症状，所以从出生到发病有很长一段时间是没有症状的。在无症状期，患者不容易被发现。有的患儿是在入学体检时因为发现肝功能异常，详细检查后而被诊断的。

肝豆状核变性的发病年龄、临床表现有明显的个体差异，与地理环境、饮食结构、基因突变在不同组织的表达不同等有关。患儿肝内铜的储积在婴儿期就已开始，大都在学龄期发病，但也有早在3岁或晚至成人期发病的。

以下检查可协助诊断：

① 血清铜蓝蛋白测定：正常小儿为200～400毫克/升，患儿通常低于200毫克/升，甚至在50毫克/升以下。

② 24小时尿铜排出量测定：正常小儿尿铜低于40微克/24小时，患儿尿铜排出量明显增高，常达100～1000微克/24小时。

③ 血清铜氧化酶活性检测：铜氧化酶吸光度正常值为0.17～0.57，患者明显降低。

④ K–F环检查。

4. 肝豆状核变性能治吗？如何治？

肝豆状核变性是可以治疗的，而且治疗越早预后越好。治疗原则是减少铜的摄入和增加铜的排出，避免铜在体内沉积，以恢复和改善受累器官的功能。肝豆状核变性需要终身治疗。

1）低铜饮食 每日食物中含铜量不应超过1毫克，不宜进食动物内脏、鱼虾海鲜、坚果、巧克力和蘑菇等含铜量高的食物。

2）促进铜排出 D-青霉胺是目前最常用的药物，一般剂量为每日每千克体重20毫克，分次口服。治疗期间应监测尿铜，第一年内要求每日尿铜排出量大于2毫克。一般在治疗数周后神经系统症状可改善，而肝功能好转常需3～4个月的时间。因青霉胺可能拮抗维生素B_6，所以在服药期间应每日适量补充维生素B_6。

3）**减少铜吸收**　常用硫酸锌。每日口服量以相当于50毫克锌为宜，分2～3次，餐间服用。服药1小时内禁食，以免影响锌的吸收。轻症或病情改善后的患儿可单用锌剂；病情较重的患儿开始治疗时，与青霉胺联合使用，但两药需间隔2～3小时服用，以免降低疗效。

4）**其他治疗**　神经系统症状可对症处理，如用左旋多巴、安坦等。肝、肾、骨关节病症根据病情适当治疗。对本病所致的急性肝功能衰竭或失代偿性肝硬化，经上述治疗无效时可考虑进行肝移植。

（陈凯云）

糖原累积病

1. 糖原累积病是代谢性疾病吗？

是的，同时它也是一种遗传病。糖原累积病是一组由于先天性酶缺陷所导致的糖代谢障碍性疾病。糖原的合成和分解至少有8种必需的酶参与，由于这些酶缺陷所造成的糖原累积病有12型，其共同的生化特征是糖原储存异常，绝大多数为糖原在肝脏、肌肉、肾脏等组织中储积量增加。Ⅰ型、Ⅲ型、Ⅳ型、Ⅵ型、Ⅸ型以肝脏病变为主，Ⅱ型、Ⅴ型、Ⅶ型以肌肉组织受损为主。

2. 糖原累积病的分型有哪些？

糖原累积病的主要分型见下表：

糖原累积病的主要分型及其表现

类型	代谢缺陷	临床表现	实验室检查
Ⅰa	葡萄糖 –6– 磷酸酶	低血糖，肝大，肾肿大，出血素质	乳酸增高，血尿酸增高
Ⅰb	葡萄糖 –6– 磷酸酶微粒体移位酶	同上	同上
Ⅱ	酸性麦芽糖酶	婴儿：进行性肌无力少年：肌病	CK 高

319

类型	代谢缺陷	临床表现	实验室检查
III	脱支链酶	低血糖，肝大，发育迟滞	高血脂，SGOT 高
IV	分支酶	肝脾大，肝硬化，发育迟滞	血糖正常，肝功能异常
V	肌磷酸化酶	肌痛，肌痉挛，肌红蛋白尿	CK 高，缺血运动试验阳性
VI	肝磷酸化酶	低血糖，肝大，发育迟滞	高血脂
VII	磷酸果糖激酶	同 V 型	同 V 型
VIII	磷酸化酶激酶	肝大	低血糖
IX	磷酸甘油酸激酶	抽搐，精神迟滞	溶血性贫血
X	磷酸葡萄糖变位酶	肌肉无力、肥大	CK 高
XI	肌乳酸脱氢酶	肌肉无力	肌红蛋白尿
未定型	磷酸己糖异构酶	晚发性肌病	CK 高
	糖原合成酶	抽搐，发育迟滞	低血糖

3. 糖原累积病怎么治疗？预后好吗？

糖原累积病可以治疗，但是缺乏有效的病因治疗方法，主要为对症治疗。以最常见的 I 型糖原累积病为例：在严重低血糖时，静脉给予葡萄糖，根据血糖水平调整用量，日间少量多次喂给糖类食物和夜间鼻饲、点滴葡萄糖；1 岁后可用生玉米淀粉治疗；另外，注意补充各种微量元素和矿物质。

未经正确治疗的患儿可因低血糖和酸中毒频繁发作而

致体格和智能发育障碍，伴有高尿酸血症者常在青春期并发痛风。成年期患者患心血管疾病、胰腺炎和肝脏腺瘤（或腺癌）的风险明显高于正常人，少数患者可并发进行性肾小球硬化症。

本病治疗首先应维持正常的血糖水平，阻断这种异常的生化过程，从而减轻临床症状。自从应用上述饮食疗法以来，已有不少患儿在长期治疗后获得正常的生长发育，即使在成年后停止治疗也不再发生低血糖等情况，但仍需进一步追踪随访。

（陈凯云）

半乳糖血症

1. 什么是半乳糖血症？

半乳糖血症是由于半乳糖代谢途径中酶的遗传性缺陷所引起的先天性代谢性疾病，为常染色体隐性遗传病，以半乳糖-1-磷酸尿苷转移酶缺陷较为多见。患儿红细胞和肝细胞因酶的缺陷致使半乳糖-1-磷酸转变成葡萄糖-1-磷酸的过程受阻，导致半乳糖、半乳糖-1-磷酸和半乳糖代谢旁路生成的半乳糖醇大量聚积在血流和组织内，致使各器官功能受损。

2. 半乳糖血症患者一般多大发病？

典型者在围生期即发病，常在哺乳后数天就出现呕吐、拒食、体重不增和嗜睡等，继而出现黄疸和肝脏肿大。如果不能及时诊断而继续哺乳，病情将进一步恶化，常在2~5周内发生腹水、肝功能衰竭、出血等终末期症状。裂隙灯检查，早期可发现晶体白内障形成。30%~50%的患儿在病程第1周左右并发大肠杆菌败血症。

未经及时诊断和治疗的患儿大多在新生儿期夭折。少数患儿症状可较轻微，仅出现轻度的消化道症状，但如果继续哺乳，则在婴幼儿期逐渐呈现生长迟缓、智能发育落后、肝硬化和白内障等征象。

概括来说，本病有四大特点：营养障碍，白内障，智力障碍，肝脾肿大。

3. 半乳糖血症患者需要做什么检查？

1）实验室检查

① 尿液半乳糖检查：尿糖阳性，葡萄糖氧化酶法尿糖阴性，纸层析可鉴别出其为半乳糖。

② 新生儿筛查：可用Beutler法过筛缺陷酶，观察有无荧光产生，本病患儿无荧光产生。酶活性的缺陷可从肝、肠黏膜、成纤维细胞及白细胞中得到反映。

③ 血半乳糖浓度测定：正常浓度为110～194微摩尔/升，患者血半乳糖浓度升高。

④ 尿半乳糖和半乳糖醇浓度测定。

⑤ 红细胞半乳糖-1-磷酸测定。

⑥ 半乳糖代谢相关酶测定：此为确诊本病的重要依据。

⑦ 非特异性生化指标测定：如蛋白尿、葡萄糖尿等。

2）辅助检查

① B超：依据临床表现选做B超。

② 通过胎儿镜采胎血进行酶活性测定：测定羊水中半乳糖醇的含量及羊水细胞中酶的活性等。做酶基因的突变分

析，可对胎儿进行产前诊断。

③ 半乳糖呼吸试验：可对^{13}C-半乳糖转化为$^{13}CO_2$进行定量测定，以了解机体对半乳糖的氧化能力。

4. 半乳糖血症怎么治疗？预后好吗？

半乳糖血症的治疗主要从以下几点着手：

1）**饮食治疗** 限制乳类。控制饮食至少3年。立刻停用乳类，改用豆浆、米粉等，并辅以维生素、脂肪等营养必需物质。有人主张8岁后可不再限制饮食，但一般认为宜终身坚持。在患儿开始吃辅食后，必须避免一切可能含有奶类的食品和某些含有乳糖的水果、蔬菜（如西瓜、西红柿等）。

2）**支持治疗** 静脉输给葡萄糖、新鲜血浆，注意补充电解质。

3）**对症治疗** 对合并败血症的患儿应给予适当的抗生素，并给予积极的支持治疗。白内障需眼科手术治疗。其他对症治疗包括纠正低血糖、纠正脱水、纠正酸中毒、抗感染等。

只要食物中不含乳糖或半乳糖，孩子就不会发生半乳糖血症，所以，本病的治疗要点还是在于第一点——限制乳类（乳糖和半乳糖主要存在于乳类食物中）。开始控制饮食的时间越早，则患儿的预后越好。尽管患儿的智商可在正常范围之内，但学习成绩仍比不上正常儿童。由于患儿体内半乳糖代谢酶的缺乏并不会随着年龄的增长而逐渐改善，因此需终身进行饮食控制。不能坚持饮食控制者，可发生不同程度的智力低下、生长障碍及白内障。女性患儿在年长后几乎都发生性腺功能不足，原因尚不清楚。

（陈凯云）

内分泌系统疾病

矮身材

1. 什么是矮身材?

矮身材,又称侏儒症、矮小症,是指在相似环境下,儿童的身高低于同性别、同年龄、同种族正常儿童平均身高的2个标准差(-2SD)或处于第3百分位以下,且生长速度低于每年5厘米。2岁至青春期前儿童可用公式计算正常身高,即"身高=岁数×7-75(厘米)",正常身高的2个标准差约为正常身高的6%~7%。所谓身高低于同年龄、同性别儿童平均身高第3百分位,通俗地讲,就是100个同年龄、同性别儿童按大小个子排队,最矮的3个为矮小。但需要指出的是,每一个个体的生长发育都有自己的规律,会以某种生长速度沿着一定的生长曲线发展,最终达到不同的成人高度。

2. 哪些原因会导致宝宝矮身材?

矮身材的发病原因极其繁杂,遗传、内分泌、疾病、营养等因素均可导致儿童矮身材,其中最常见的是生长素缺乏和性早熟,当然,运动、睡眠、精神因素也与身高有关。

1)**遗传因素** 遗传是影响儿童身高最主要的因素。父母的身高决定了孩子的生长潜力。通常采用以下公式来预测孩子的身高：男孩身高＝〔父身高＋（母身高＋13）〕÷2±5（厘米），女孩身高＝〔（父身高－13）＋母身高〕÷2±5（厘米）。儿童发育的迟早、高矮也都和遗传因素有关，比如体质性青春期生长延迟。

2）**内分泌因素** 生长过程在内分泌的调控之下进行，因此，身高不仅与多种激素有关，还与多种激素结合蛋白、生长因子及其结合蛋白以及位于细胞上的激素和生长因子的受体有关。调节生长发育的激素有生长激素、甲状腺素、胰岛素、皮质激素、性激素、小分子肽类激素等。生长激素缺乏症、先天性甲状腺功能减低症、先天性肾上腺皮质增生、性早熟、皮质醇增多症、黏多糖病、糖原累积病、肾小管酸中毒等均可造成生长落后。

3）**环境因素** 环境因素对于孩子后天的成长有着至关重要的作用。孩子先天的生长潜力能否最大限度地发挥，要看后天的环境影响。后天环境包括营养、睡眠、运动、心理压力等，过度抑郁、焦虑、生长发育期睡眠差、营养不良、偏食等会影响生长激素的合成与释放，抑制身高增长。

4）**母亲孕期异常因素** 约1/3小于胎龄儿或宫内发育迟缓儿成年后身材矮小。

5）**疾病因素** 某些慢性疾病（如慢性腹泻、支气管哮喘等）、染色体疾病（如先天性卵巢发育不全症）、骨骼系统疾病（如软骨发育不全、先天性成骨不全症、大骨节病等）会影响孩子的身高增长。

6）特发性矮小　即不明原因的矮小，60%～80%的矮小症属于此类。

3. 如何判断宝宝得了矮小症？

前面我们说过，如果孩子身材矮小，低于同年龄、同性别、同种族孩子平均身高2个标准差以上或处于平均身高的第3百分位以下，那就属于矮身材了。不过，还要参考父母的身高，如果父母均高，那么孩子的身高低于平均身高1个标准差也算是矮小了。

除了绝对身高，孩子身高的增长速度减慢对于矮身材的诊断更为重要。出现以下情况即提示孩子生长缓慢：2岁前，<7厘米/年；3岁到青春期，<5厘米/年；青春期<6厘米/年。

4. 这个病严重吗？

矮身材对孩子的影响是巨大的。在生理上，如果矮小是因为甲状腺功能低下所致，就会导致不可逆的智力发育落后；如果合并垂体前叶功能减退，当有感染、创伤、严重呕吐和腹泻等应激因素时，就可能发生垂体危象。在心理上，因为身材矮小，90%以上的患儿有较为强烈的自卑感，缺乏自信，情绪易受内外环境的影响，与正常儿童相比，矮小症患儿具有内向、情绪不稳的个性特征，行为上存在交往不良和社交退缩现象，甚至产生自闭，进而发展为抑郁，而抑郁障碍可能导致孩子在青春期或成年期焦虑发作或躁狂发作。同时，身材的缺陷也可能影响他们的升学、就业及婚姻。

5. 何时需要就医？

对于很多家长来说，他们总觉得孩子矮一点不是病，有的家长认为是孩子发育晚的原因，只有少数家长会意识到孩子矮小可能是疾病导致。当发现孩子身材矮小时，应及时带他到医院检查，以免延误治疗，错过最佳的治疗时机。

6. 医生会做什么？

医生会根据孩子的病史和体格检查结果，对病因做出初步的判断，再根据每个孩子的具体情况，选择一些检查项目来进一步明确诊断，然后针对病因进行治疗。

7. 一般会有哪些检查？

1）**骨龄检测** 常用左手腕掌指X线骨片评定骨龄，目的是检查孩子骨龄的成熟度，即骨龄的大小。骨龄也称生物年龄，它是人的生长发育、成熟、衰老程度的标志，比实际年龄更能反映孩子的发育情况。在儿童青少年阶段，通常把生物年龄看成生长发育的程度。生物年龄与人按出生年月计算出的生活年龄大体相符。习惯上将骨龄减生活年龄的差值在±1岁以内的称为发育正常，将骨龄减生活年龄的差值＞1岁的称为发育提前（旦熟），将骨龄减生活年龄的差值＜1岁的称为发育落后（晚熟）。生长激素缺乏症患儿的骨龄常落后于实际年龄2岁或2岁以上。

2）血液、尿液检查 包括血常规、尿常规、血电解质、肝肾功能、胰岛素样生长因子（IGF-1）、甲状腺功能、性激素、染色体、微量元素等检测项目，目的是看孩子是否有贫血、感染、肿瘤，是否有电解质紊乱、肾脏疾病，是否有甲状腺问题，是否有生长激素缺乏，是否有蛋白尿或血尿等肾病表现，是否有染色体问题等。

3）生长激素（GH）刺激试验 随意取血测血生长激素对诊断没有意义，但如果任意血生长激素水平明显高于正常（＞10微克/升），可排除生长激素缺乏症。怀疑生长激素缺乏症的儿童必须做生长激素刺激试验，以判断垂体分泌生长激素的功能。一般认为，在试验过程中，生长激素峰值＜10微克/升即为分泌功能不正常，生长激素峰值＜5微克/升为完全缺乏，生长激素峰值在5～10微克/升为部分缺乏。由于各种生长激素刺激试验均存在一定的局限性，所以必须两种以上药物刺激试验结果都不正常时才可确诊为生长激素缺乏症。一般多选择胰岛素加可乐定或左旋多巴试验。

4）CT或磁共振检查 已确诊为生长激素缺乏症的患

儿，可根据需要选择头颅CT或磁共振检查，以了解下丘脑—垂体有无器质性病变，尤其对肿瘤有重要意义。

8. 矮身材如何治疗？

发现孩子身材矮小，应尽早治疗。因为孩子身高增长的前提是骨骺线未闭合，越早治疗，骨骺的软骨层增生及分化越活跃，生长的空间及潜力越大，药物的促生长效果越好，对治疗的反应越敏感，生长效果越好。因此，临床上强调的是早发现、早诊断、早治疗。等到孩子骨龄成熟、骨骺闭合再进行治疗，就错过了治疗的黄金期。

1）**病因治疗**

2）**替代治疗** 根据所缺乏的激素给予相应的替代治疗。

① 基因重组人生长激素（rhGH）：生长激素适用于生长激素缺乏、宫内生长迟缓、特发性矮小、先天性软骨发育不良，以及家族性矮小积极要求治疗者。rhGH替代治疗已被广泛应用，目前大都采用0.1单位/（千克体重·日）临睡前皮下注射一次、每周6~7次的方案。治疗应持续至骨骺愈合。治疗时年龄越小，效果越好，以第一年效果最好，年增长可达到10厘米以上，以后生长速度逐渐减慢。在用rhGH治疗的过程中可出现甲状腺素缺乏，所以需要监测甲状腺功能，如有缺乏适当加用甲状腺素。恶性肿瘤或有潜在肿瘤恶变者、严重糖尿病患者禁用rhGH。

② 促生长激素释放激素（GHRH）：用于治疗下丘脑性

生长激素缺乏，但对垂体性生长激素缺乏无效。一般用量为8～30微克/（千克体重·日），分早、晚皮下注射，或24小时皮下微泵连续注射。

③胰岛素样生长因子（IGF-1）：用于对生长激素不敏感或存在抵抗综合征者。

④性激素：同时伴有性腺轴功能障碍的生长激素缺乏症患儿骨龄达12岁时可以开始用性激素治疗，同时监测骨龄。

3）营养、运动和心理治疗　在饮食方面，应该让孩子多吃含蛋白质的食物，如蛋、鱼、豆制品、乳制品，以及富含钙、锌的食物，教育孩子不要偏食和暴饮暴食，同时要远离冰激凌和碳酸饮料。注意：过度肥胖也是不利于长高的。运动是促进生长激素分泌的一种方式，不论治疗与否，适当运动都有利于长高，而最有利于长高的运动是有氧运动，可选择慢跑、慢速跳绳等，当然，球类运动、游泳等也是可以的。要注意的是：一定要保持运动的连续性；过于剧烈的运动会造成缺氧，反而不利于长高。

9. 矮身材的家庭养护要点是什么？

①均衡营养，适当锻炼，睡眠充足。

②矮身材的治疗是一个长期的过程，家长要在医生的指导下对孩子进行治疗，定期带孩子回医院复诊，观察疗效，并监测有无药物不良反应发生。

10. 矮身材如何预防？

1）**科学养育** 保证孩子睡眠充足，加强体育锻炼与户外阳光照射等，以促进孩子生长。同时，要特别注意营养均衡。但是家长们要注意，要避免过度营养，不要给宝宝吃大量的补品，因为其中可能含有激素，以免刺激孩子提早发育致性早熟，造成矮小。在睡眠方面，一般应保证小学生每天睡10个小时，初中生每天睡9～10个小时，高中生每天睡8～9个小时。运动方面，运动量要适当，长期过度超负荷活动，容易造成软骨损伤、肌肉劳损，而且并不能加速生长发育。

2）**定期监测** 观察孩子的身高是否偏离正常生长曲线。1岁内每3个月监测一次，1～2岁每6个月监测一次，2岁后每年身高增长超过5厘米就可以排除矮小症。骨龄一般一年查一次。

3）**积极防治疾病** 一般急性疾病对生长的影响是暂时的，尤其是在身体营养状况良好的情况下，生长可以很快恢复。但是，长期性疾病、染色体异常、内分泌疾病、骨和软骨发育障碍等，都会导致孩子的身高明显低于同龄儿。因此，积极防治疾病对生长期的儿童十分重要。通过早期诊断和治疗，一些疾病造成的生长损害是可以得到完全或部分恢复的。

（李晓峰）

性早熟

1. 什么是性早熟?

性早熟是一种儿科常见的生长发育异常性内分泌系统疾病,是指女童在8岁前、男童在9岁前呈现第二性征发育的一种疾病。女孩多见,为男孩的4~5倍。

2. 性早熟如何分类?

性早熟是指性成熟开始年龄明显提前,医学上指儿童的性腺(即男性的睾丸、女性的卵巢)功能过早发育,引起生殖器官发育和第二性征出现提前。

医学上根据发病机理及临床特征,把性早熟分为真性性早熟、假性性早熟和部分性性早熟。真性性早熟也叫中枢性性早熟、完全性性早熟,主要包括继发于中枢神经系统器质性病变的性早熟和特发性性早熟。真性性早熟患儿内、外生殖器都提前成熟,患儿的性征早出现,并有卵巢或睾丸的发育,具有生育能力。假性性早熟也称外周性性早熟,患儿无性腺发育,没有生育能力,只出现副性征,如外阴生殖器发育、阴道流血等。部分性性早熟也称不完全性性早熟,多为单纯性乳房早发育、单纯性阴毛早发育、单纯性早初潮,不伴其他性征的发育，但是少数可能是真性性早熟的早期，因此要长期随访，以及时排除真性性早熟。其中，真性性早熟和假性性早熟均可同时伴有身高和体重增长加速、骨骼成熟过快和骨骺提前融合，这样的孩子在发病初期生长过速、骨龄超前，但最终（成人期）身高反而比较矮小，常不足150厘米。

3. 哪些原因会导致孩子性早熟？

① 摄入含有性激素的食物或者误服避孕药。

② 社会、心理因素的影响。如孩子接触电视、电影、报刊等媒体上的与性有关的内容过多，不自主地受到影响。

③ 疾病的影响。中枢神经系统的肿瘤或占位性病变、感染、外伤、手术、发育异常、原发性甲状腺功能减低症等都可能引起性早熟。

④ 其他因素，如睡眠过少、日照过多、通宵开灯等，都有可能导致孩子性早熟。

4. 如何判断孩子得了性早熟？

女孩在8岁以前，男孩在9岁以前，出现与其年龄不相应的第二性征，如女孩乳房增大，阴毛、腋毛生长，骨盆增宽等，男孩阴囊和睾丸增大，接着出现阴毛、储精囊和前列腺的发育，即为性早熟。男孩性早熟比较"隐蔽"，不易被发现，当孩子长胡子、有喉结、长青春痘时，往往已经到了中后期。除第二性征外，生长速度也是判断性早熟的重要指标。3岁到青春期之间的儿童一般每年长4～7厘米，青春期每年长8～12厘米。如果孩子在青春期前明显比同龄的孩子身高增长得快，应及时就医。

5. 这个病严重吗？

1）**影响身高**　性早熟会让孩子正常的生长发育周期缩短，导致骨骺线提前闭合，从而使孩子身材矮小。性早熟的儿童在13岁以前身高会高于同龄儿童，但到了青春期（即13岁）以后，由于较早停止生长，反而显得特别矮小。

2）**影响生育**　卵巢发育有一定的规律性，女性一生有多少个卵子是一定的，生育能力只能维持三四十年。卵巢过早发育，成年后可能会有卵巢早衰的问题。

3）**造成心理障碍**　性早熟的儿童虽然生理发育提前，但是心理发育仍为实际年龄水平，这种不协调会导致孩子出现心理障碍，如忧郁、恐慌、自卑、自闭等，严重的甚至会导致孩子叛逆、早恋、早婚或沉迷于网络世界等，影响学业。

4）**影响智力**　由于生长周期缩短了，所以性早熟对孩子的智力有很大的影响。

5）**影响记忆力**　性早熟的孩子生长发育过快，尤其是女孩可能有早月经等情况，这会使孩子出现"缺铁性贫血"的症状，造成脑供血不足，导致孩子记忆力下降、注意力不集中等。

6. 何时需要就医？

家长在日常生活中要多留心观察孩子是否有第二性征过早出现的现象。此外，10岁以前孩子身高增长突然加速往往是性早熟的一个信号，此时家长不应盲目乐观，应及时带孩子去医院咨询、就诊。

7. 医生会做什么？

医生会通过询问病史（包括起病的年龄、是否是进行性的、有无甲状腺功能低下和中枢神经系统功能障碍的症状、是否接触过外源性性激素、有无不良生活习惯、有无家族史等）和详细的体格检查（包括各项体格生长指标的测量、对青春期发育的分析判断、男孩睾丸与阴茎的发育是否协调等），以及一系列的化验检查，明确病因，并对因治疗。

8. 一般会有哪些检查？

1）骨龄　性激素可引起骨成熟加速，根据左手正位X线片判断骨龄对评价青春发育有价值。骨龄超过实际年龄1岁以上可视为提前，发育越早，则骨龄提前越多。骨龄是预测月经初潮的较准确指标。另外，还可根据骨龄、现身高和实际年龄预测最终身高。

2）**性激素水平**　主要包括测定卵泡刺激素（FSH）、促黄体生成素（LH）、雌二醇（E_2）、睾酮（T）、17-羟孕酮基础值，以及甲状腺素、甲胎蛋白（AFP）和绒毛膜促性腺激素（hCG）水平等。

3）**B超检查**　可观察子宫、卵巢大小，卵巢内卵泡数目和大小，卵巢有无囊肿及肿瘤，睾丸有无肿瘤，有无肾上腺皮质增生或肿瘤等。

4）**头颅CT和磁共振检查**　对确诊中枢性性早熟的小年龄女孩和所有男孩应做CT或者磁共振检查，以排除颅内占位性病变。

5）**性激素激发试验（GnRH激发试验）**　对于考虑真性（中枢性）性早熟可能性较大者，特别是需要考虑GnRHa治疗者，需要做GnRH激发试验来明确是否是真性性早熟。

6）**生长素激发试验和IGF**　用于需要考虑联合生长激素治疗或因骨龄过大不适合应用GnRHa而采用生长激素治疗者；或因骨龄较大，预测身高不过低，单用GnRHa无法增加最终身高，联合治疗的必要性不大而考虑单用生长激素治疗者。

9. 性早熟如何治疗？

对于性早熟，应早期发现，并给予及时、有效的治疗。治疗的目的是抑制或减慢性发育，特别是阻止女孩月经来潮；抑制骨骼成熟，改善成年期最终身高；恢复相应年龄应有的心理、行为。

1）病因治疗 颅内、性腺、肾上腺肿瘤引起者，应手术切除或进行化疗、放疗；甲状腺功能低下所致者，予甲状腺制剂纠正甲状腺功能；先天性肾上腺皮质增生者，可采用皮质醇类激素治疗。

2）药物治疗

① 促性腺激素释放激素类似物（GnRHa）：GnRHa是治疗中枢性性早熟的首选药物，能有效抑制LH分泌，使性腺暂停发育，性激素分泌回至青春前期状态，从而延缓骨骺的生长和融合，尽可能达到延长生长年限、改善最终身高的目的。

治疗过程中要注意监测各项指标，每2～3个月检查一次第二性征并测量身高。首剂3个月末复查GnRH激发试验，如LH激发值在青春前期值，表示剂量合适。此后，对女童只需定期复查基础血清雌二醇浓度或阴道涂片（成熟指数），男童则复查血清睾酮基础水平，以判断性腺轴功能的抑制状况。每6～12个月复查一次骨龄，女童同时复查子宫、卵巢B超。为改善成年期身高，GnRHa的疗程一般至少需要2年。女童在骨龄12～12.5岁时宜停止治疗，此时如延长疗程常难以继续改善成年期身高。

② 性腺激素：其作用机制是采用大剂量性激素反馈抑制下丘脑－垂体促性腺激素分泌。常用的有甲孕酮、环丙孕酮，但上述两药不能改善成年期身高。

10. 性早熟的家庭养护要点有哪些？

① 治疗过程中应注意尽量避免接触有性激素样作用的物质，清淡饮食，多运动，避免肥胖。

② 家长应及时向医生咨询以及自行查阅相关知识，帮助孩子解除心理压力，消除因性早熟带来的压抑、自卑等心理问题，多沟通，增强其战胜疾病的信心。

③ 观察并记录孩子的病情发展情况，以及治疗过程中的不良反应，定期带孩子到医院复诊，以便及时、适当地调整治疗方案。

④ 对于已经月经来潮的女童，应教会她们做好经期卫生以及乳房、生殖器等部位的护理工作。

11. 性早熟如何预防？

① 营养过剩是导致孩子性早熟的原因之一。家长要注意适当限制孩子高蛋白食物的摄入，适当控制孩子的饮食，尤

其要让孩子少吃含油脂多的食品，少吃甜食，少吃洋快餐，每餐中肉菜搭配，多吃新鲜蔬菜和水果。

② 避免摄入含有性激素的食物和药物。补品会促使孩子性早熟，因此不要盲目给孩子食用，必要时应在医生的指导下使用。妈妈要妥善存放避孕药物、丰乳美容品等，以免孩子误服或接触，也不要给孩子搽成人化妆品或护肤品。此外，还应注意让孩子少吃反季节蔬菜和水果以及含有添加剂的食品。

③ 增加体育活动。在夏季要注意减少紫外线照射，过多的紫外线照射可能促进性发育。

④ 注意孩子的生活环境。父母亲密时要避开孩子。此外，禁止孩子看与性有关的影视和书籍，避免各种传媒的不良影响。

（李晓峰）

糖尿病

1. 什么是儿童糖尿病？

儿童糖尿病是指15岁或20岁以前发生的由于胰岛素绝对或者相对缺乏而造成的糖、脂肪、蛋白质代谢紊乱，是以高血糖为共同表现的临床综合征。

2. 儿童糖尿病的发病情况如何？

糖尿病于儿童期各年龄段均可发病，以5～7岁和10～13岁多见，患病率没有性别差异，多在秋、冬季发病。临床上，儿童糖尿病主要分为1型糖尿病（T1DM，由于胰岛β细胞被破坏、胰岛素分泌绝对不足引起）、2型糖尿病（T2DM，由胰岛素抵抗伴胰岛素不足或相对缺乏所致）和特殊类型糖尿病三大类。1型糖尿病占儿童糖尿病的95%左右。2型糖尿病患儿多无症状，目前确诊者仅占一小部分，有的被误诊为1型糖尿病，因此，儿童2型糖尿病确切的患病率尚不得而知。据调查，随着肥胖儿童的增多，2型糖尿病患儿正在逐年增加。特殊类型糖尿病，如青少年早发型2型糖尿病（MODY）等，极为罕见。

3. 哪些原因会导致宝宝患上糖尿病？

目前，儿童糖尿病的具体发病原因尚不清楚。一般认为，遗传是小儿得糖尿病的重要原因。有人统计，双亲中有一人患糖尿病，子女的糖尿病发病率为3%～7%；双亲均为糖尿病患者，子女的糖尿病发病率可达30%～50%。此外，环境因素、病毒感染、免疫因素等被公认为与糖尿病发病密切相关。

4. 如何判断宝宝得了糖尿病？

绝大多数儿童糖尿病属于1型糖尿病，患儿起病多急骤，有多尿、多饮、多食、消瘦等表现，即"三多一少"症状。具体来说就是，几天内可突然表现出明显的多尿、多饮，每天的饮水量和尿量可达几升，吃得多但体重下降。年幼的患儿常以遗尿、消瘦而引起家长的注意。约40%的患儿以急性糖尿病酮症酸中毒为首发表现，尤其多见于年幼的患儿，表现为不想吃饭、恶心、呕吐、腹痛，关节、肌肉疼痛，呼吸深快，呼气中带有酮味，精神萎靡、嗜睡，严重者可出现昏迷。

2型糖尿病患儿常起病缓慢而隐匿，早期很少出现典型的"三多一少"症状，加上患儿一般都比较肥胖，所以很难引起家长的注意，容易延误诊断，待到病情严重时才出现体重减轻、多饮、多尿甚至尿酮体阳性等表现。

5. 这个病严重吗？

家长要明确一点，目前糖尿病没有"治愈"一说，它是一种慢性、终身性疾病，需要终身治疗。急性发作时常并发感染、低血糖、酮症酸中毒等，严重时会危及生命。从长远来看，糖尿病可造成各种大血管和微血管病变，如肾脏病变、视网膜病变、糖尿病足等。

6. 何时需要就医？

一旦注意到宝宝出现"三多一少"症状，或仅仅是近期出现遗尿、体重下降，就要特别警惕孩子是否患了糖尿病，应尽早带孩子到医院就诊。如果首发症状就是酮症酸中毒，那就需要立即送宝宝到医院急救。

7. 医生会做什么？一般会有哪些检查？

医生会根据宝宝的病史、临床表现和相关的检查结果明确诊断，然后给予正规的治疗。

常见检查包括：

1）血糖、血浆C肽、糖化血红蛋白（HbA$_{1c}$）、果糖胺测定　血糖测定以静脉血浆（或血清）葡萄糖为准。C肽测

定可反映胰岛 β 细胞分泌胰岛素的功能，它不受外来胰岛素的影响，有助于糖尿病的分型。1型糖尿病患者C肽值明显降低。糖化血红蛋白可反映近2个月血糖的平均浓度，果糖胺可反映近3周内血糖的平均浓度。

2）**尿糖及酮体测定** 尿糖测定只能反映某一特定时间内尿糖的排泄情况，且因与肾糖阈高低、尿糖试纸质量有关，所以尿糖阳性者仍应测定血糖。酮体包括乙酰乙酸、丙酮、β羟丁酸，1型糖尿病患儿尿酮体阳性。

3）**糖耐量试验（OGTT试验）** 1型糖尿病患儿一般不需要做此项检查，糖耐量试验仅用于没有明显症状、尿糖偶尔阳性而血糖正常或稍高的患儿。

4）**胰岛素释放试验** 做OGTT时可同时测血糖与胰岛素，胰岛素与血糖的比值应≤0.3，胰岛素释放高峰值应出现在服糖后0.5～1小时，且应为空腹值的3倍以上。如果高峰延缓出现或倍数不足，均说明胰岛 β 细胞功能缺陷。

5）**胰岛细胞抗体（ICA）、胰岛素自身抗体（IAA）、谷氨酸脱羧酶（GAD）抗体测定** 主要用于1型糖尿病的诊断和鉴别诊断。

6）**其他** 包括血脂、肝功能、肾功能、甲状腺功能、胸部X线片、腹部B超、眼底检查等。

8. 如何诊断儿童糖尿病？

儿童糖尿病的诊断标准为：

① 空腹血糖≥7毫摩尔/升；

② 随机血糖≥11.1毫摩尔/升；

③ 糖耐量试验（OGTT试验）2小时血糖≥11.1毫摩尔/升。

符合上述任意一条即可确诊。

如果空腹血糖为6.1～7.0毫摩尔/升，为空腹血糖耐量损害（IFG）；如果OGTT试验2小时血糖为7.8～11.1毫摩尔/升，称葡萄糖耐量减低（IGT）。IFG与IGT均有可能发展为糖尿病，因此，应定期随访和复查血糖，以便早期诊治。

9. 儿童糖尿病的治疗与家庭养护要点有哪些？

目前提倡的儿童糖尿病治疗的"五架马车"包括糖尿病知识教育和心理支持、饮食管理、运动锻炼、合理应用胰岛素、自我血糖监测。

1）糖尿病知识教育和心理支持 儿童糖尿病是可以治疗的，其并发症也是可以有效预防的，但是患儿必须终身接受治疗，家长以及患儿一定要做好心理准备，并且要消除孩子消极、恐惧的心理，让其树立战胜疾病的信心。患儿及家长要学会查尿糖、查血糖、合理饮食、适当运动等糖尿病防治常识，配合医生的治疗。定期随诊，由医生根据孩子的具体情况调整治疗方案，切勿擅自停药或改动药量，以免造成严重后果，这至关重要。同时，患儿要养成良好的生活习惯，注意皮肤和口腔卫生，做好足部保养，避免挤压、外伤。

2）**饮食管理** 饮食方案的制订原则是保证患儿的正常生长发育，符合家庭经济条件，参考患儿饮食习惯。每日总热量为"1000＋年龄×（80～100）"千卡（1千卡≈4.18千焦），消瘦者多给些，肥胖者少给些。其中，蛋白质所提供热量占15%～20%，脂肪占25%～30%，糖类占50%～55%。营养欠佳或常犯低血糖者，蛋白质所提供热量可按高限20%计算；高血脂及肥胖儿童，脂肪所提供的热量按20%计算即可。三餐热量按1/5、2/5、2/5或各1/3分配。一般宜少量多餐，餐间可加2次点心，避免低血糖发作。多吃纤维素性食物，使糖的吸收缓慢而均匀，从而改善糖的代谢。应多吃蔬菜、豆类、荞麦面、豆面、玉米面等，少吃土豆、山芋、红薯等。尽量食用富含不饱和脂肪酸的玉米油、豆油、花生油等，忌食猪油。尽量不吃动物内脏、鱼子等。鸡蛋每天不超过2枚。逢年过节可适当改善伙食，但必须相应增加胰岛素的用量。

3）**运动锻炼** 除发生酮症酸中毒外，患儿均应坚持运动治疗。运动时间以进餐后的第2～3小时为宜。不宜在空腹时运动，运动后有低血糖症状者可加餐。即将有大运动量或进行剧烈运动前，适当减少胰岛素用量，防止低血糖发生。建议选择的运动形式包括打太极拳、跳绳、跑步、打羽毛球、爬楼梯等。有并发症（如高血压、肾病等）者，应适当控制运动量。

4）合理应用胰岛素　1型糖尿病患儿必须使用胰岛素治疗。2型糖尿病患儿，如果饮食和运动治疗3个月后血糖还没有达标，可加用胰岛素。顺便提一下口服降糖药的问题，目前适用于儿童糖尿病的口服降糖药仅有二甲双胍，其他口服降糖药尚未被正式批准应用于儿童。

5）自我血糖监测　血糖是调节胰岛素用量的依据。每天测血糖应成为糖尿病患儿治疗常规的一部分。用血糖仪每天测2～4次血糖，一般测餐前和餐后2小时及睡前血糖，三餐可以轮换测。另外，每3～4个月应检测一次糖化血红蛋白，每年应检测尿微量白蛋白排泄率、甲状腺功能、肝功能、血脂等项目1～2次，还有眼底检查，以监测是否有糖尿病并发症的发生。

儿童糖尿病的血糖控制目标是空腹及餐前血糖4.0～7.0毫摩尔/升，餐后血糖5.0～11.0毫摩尔/升，夜间血糖＞3.5毫摩尔/升，糖化血红蛋白≤7.6%。

10. 儿童糖尿病如何预防？

① 定期进行健康检查。每学期筛查尿糖，阳性者查静脉血糖或果糖胺，异常者可做OGTT试验。有糖尿病家族史者应定期查血中的胰岛素抗体。IA-2Ab、GAD-Ab、IAA三种抗体

均阴性者发病危险度小于0.5%，仅一种抗体阳性者发病危险度为15%，两种抗体阳性者发病危险度为44%，三种抗体均阳性者发病危险度为100%。

②注意提高生活质量，了解营养知识，平时多锻炼身体，预防肥胖，保证身心健康。

（李晓峰）

尿崩症

1. 什么是尿崩症？

尿崩症是由于下丘脑、垂体的原因导致抗利尿激素分泌和释放不足，或肾脏对抗利尿激素反应缺陷引起的，以烦渴、多饮、多尿和低比重尿为特征的临床综合征。出生后数月到少年时期均可发病，多见于儿童期，年长儿多突然发病。

2. 哪些原因会导致宝宝患上尿崩症？

尿崩症按发病部位可分为中枢性尿崩症和肾性尿崩症两大类。中枢性尿崩症又称抗利尿激素缺乏性尿崩症，下丘脑及垂体任何部位的病变引起抗利尿激素缺乏均可导致尿崩症，常见病因有肿瘤、外伤、感染等。肾性尿崩症是一种遗传性疾病，患者多为男性，有家族史，发病年龄较早，由于中枢分泌的抗利尿激素没有生物活性或抗利尿激素受体异常，抗利尿激素不能与肾小管受体结合或肾小管本身缺陷等，使远端肾小管对抗利尿激素的敏感性低下或抵抗而产生尿崩症。肾性尿崩症也可由各种疾病（如肾盂肾炎、肾小管酸中毒、肾小管坏死等）损害肾小管导致。

3. 如何判断宝宝得了尿崩症？

尿崩症多突然发病，也可以是渐进性的，常由父母最早发现。主要症状是多饮、多尿或遗尿。婴儿多表现为喜欢喝水甚于吃奶，儿童一般多喜欢喝凉水，即使在冬天也是如此，饮水量大致与尿量相等，如果不喝水则烦渴难忍，但尿量不减少。排尿次数和尿量增多，每天的尿量多在4升以上，多的可以在10升以上，夜尿次数多且饮水多，甚至遗尿，晨尿的颜色可清淡如水。

4. 这个病严重吗？

尿崩症患儿如果能充分饮水，一般没有其他症状；如果不能充分饮水，常有烦躁、夜眠不安、发热、大便秘结、体重下降、皮肤干燥等高渗脱水表现，严重的可发生惊厥、昏迷。长期多饮、多尿可导致生长障碍、肾盂积水、输尿管扩张，甚至出现肾功能不全。颅内肿瘤引起的继发性尿崩症，除尿崩症外还可有颅压增高的表现，如头痛、呕吐、视力障碍等。

5. 何时需要就医？

如果家长发现孩子近期突然饮水量大增、尿多或遗尿频繁，甚至烦躁不安，一定要及时带孩子到医院就诊，以尽早明确诊断，及时治疗。

6. 需要做哪些检查？

尿崩症的诊断，除了详细的病史以及典型的临床表现外，还需要做一些辅助检查：

1）**尿比重测定**　尿崩症患者的尿比重多在1.001～1.005。

2）**血、尿渗透压测定**　尿崩症患者的尿渗透压为50～200毫摩尔/升，血渗透压正常或增高。

3）**肾功能及电解质检查**　如果肾脏受累，可有不同程度的肾功能异常。血钠正常或稍高。

4）**抗利尿激素测定**　中枢性尿崩症患者血中抗利尿激素浓度降低。

5）**尿崩症特殊实验室检查**　包括禁水试验和禁饮结合加压素试验，前者主要用于鉴定尿崩症和精神性烦渴，后者用于中枢性尿崩症与肾性尿崩症的鉴别。

6）**肾脏B超**　用以排除肾脏疾病。

7）**心电图**　可出现低血钾、高血钙的心电图表现。

8）**眼底检查**　用于除外颅内肿瘤。

9）**头颅磁共振检查**　可了解下丘脑和垂体的形态，排除颅内肿瘤。

7. 尿崩症如何治疗？

早期发现、早期治疗是本病治疗的关键。

1）祛除病因 尿崩症的治疗，首先取决于基本病因。肿瘤患者应根据肿瘤的性质、部位决定外科手术或放疗方案。对于精神性烦渴综合征者，应寻找导致多饮、多尿的精神因素，以对症指导，进行心理治疗。

2）对症治疗 供给充足的水分，保证适当热量的摄入，尤其是新生儿和小婴儿，以避免出现脱水和高钠血症。

3）药物治疗 常用药物有去氨加压素、赖氨酸加压素、鞣酸加压素（长效尿崩停）、氢氯噻嗪（双氢克尿噻）等，均宜从小剂量开始。

8. 尿崩症的家庭养护要点及预防措施有哪些？

1）避免长期精神刺激 长期精神刺激，包括恐吓、忧伤、焦虑或精神紧张等，可引起大脑皮质功能紊乱，进而引起内分泌失调，使抗利尿激素分泌更加充足，尿量更多，从而加重病情。

2）注意饮食 避免高蛋白、高脂肪、辛辣和过咸的饮食。因为这些饮食可使血浆渗透压升高，从而兴奋大脑口渴中枢，并且易助火生热、化燥伤阴，加重烦渴等症状。

内分泌系统疾病

3）忌饮茶水与咖啡　茶叶和咖啡中含有茶碱和咖啡因，能兴奋中枢神经，增强心肌收缩力，扩张肾及周围血管，而起利尿作用，使尿量增加。

注：有家族史者，在产前或产后可行DNA检查，以便早期诊治。

（李晓峰）

传染性疾病

麻疹

1. 什么是麻疹？

麻疹是儿童常见的急性呼吸道传染病之一，由麻疹病毒感染引起，传染性很强。人类对麻疹病毒普遍敏感，麻疹在人口密集而未普种疫苗的地区易发生流行。麻疹好发于冬、春季节，多见于6个月～5岁的婴幼儿。我国自1965年开始普种麻疹减毒活疫苗后已少见麻疹流行。本病如果没有并发症一般预后良好，患者大都有终身免疫。

2. 麻疹的流行情况如何？

麻疹病毒属副黏液病毒，通过眼结膜、鼻、口、咽和气管等处的呼吸道分泌物进行飞沫传播，病人是唯一的传染源。从发病前2天到出疹后5天内均有传染性。潜伏期一般为6～18天，接受过免疫者可延长至3～4周。

3. 如何判断宝宝得了麻疹？

麻疹以发热、上呼吸道炎症、结膜炎、麻疹黏膜斑及全身斑丘疹为主要表现，分为前驱期、出疹期、恢复期。在前驱期（自发热开始到出疹这一段时期，一般为3~4天），宝宝会出现发热、不适、眼结膜充血、眼睑缘发红、流泪、畏光、流涕、咳嗽等上呼吸道症状。这组症状与感冒十分相似，此时必须了解当前（尤其是冬末春初）在本地区是否有麻疹流行，宝宝是否与麻疹病人接触过，是否患过麻疹，是否接种过麻疹疫苗，等等。只要没患过麻疹或没接受预防接种者，不论多大年龄都可能患麻疹。发热1~2天后，如果宝宝的颊黏膜以及下唇内侧面与牙龈之间、软腭及咽弓等处黏膜出现灰白色小点，外有红色晕圈，麻疹的诊断即可成立。患儿一般在发热3~5天后出皮疹，皮疹开始见于耳后发际，以后逐渐延及面、颈、躯干、四肢及手心、足底，为淡红色斑丘疹，压之褪色，直径2~4毫米，散在分布，后融合呈暗红色，皮疹有痒感，疹间皮肤正常，大约3天皮疹出齐。出疹期发热更加明显。出疹3~4天后如无明显并发症即进入恢复期，皮疹开始消退，消退顺序与出疹时相同，患儿的食欲、精神等也随之好转，体温减退，疹退后皮肤留有糠麸状脱屑及棕色色素沉着，7~10天痊愈。

4. 这个病严重吗？

麻疹本身并不严重，经过及时诊治，宝宝大多预后良好，甚至机体抵抗力比起病前还有明显改善。但个别年幼体弱或营养不良的患儿常会并发呼吸道疾病、麻疹脑炎、亚急性硬化性全脑炎、心肌炎等。

5. 何时需要就医？

如果家长发现宝宝出现了上感症状，口腔内有白色黏膜斑，甚至已经开始出皮疹了，应立即带孩子到医院就诊。如果有出血、抽搐、昏迷等现象，更要及时救治。

6. 医生会做什么？

医生会详细询问病史，进行体格检查，并做相应实验室检查。此时，需要家长们做的是提供翔实的病史，比如宝宝的起病情况、疫苗接种史、既往健康情况、生活史等，尤为重要的是宝宝发热、出疹的时间和它们之间的关系，以及出疹的部位和顺序。

7. 一般会有哪些检查？

主要是细胞学检查和病毒抗原检查，以及血清特异性麻疹病毒IgM抗体检测。血清特异性麻疹病毒IgM抗体检测是目前普遍采用的麻疹特异性诊断方法，仅需单份血清标本，在发病后3天左右即可检出（发病后5～20天阳性率最高），且不受类风湿因子干扰。如果近1个月内未接种过麻疹疫苗，而血清特异性麻疹病毒IgM抗体阳性，即可确诊。

如果宝宝有其他并发症，还需要做肺部X线片、心电图、脑电图等相应的检查。

8. 麻疹如何治疗？

目前尚无特效的抗病毒药物，单纯性麻疹治疗的重点在于护理、对症治疗和预防并发症。

1）一般治疗　患儿应卧床休息，单间隔离，居室空气流通、新鲜，保持适当的温度和湿度，衣、被不宜过多，眼、鼻、口腔、皮肤保持清洁。饮食宜富于营养、易消化，并应多喂温开水。不用忌口，恢复期尚应加餐。

2）对症治疗　高热时，可酌情用小剂量退热药，应避免急骤退热（防止虚脱）；咳嗽可选用止咳剂；有烦躁、惊跳或抽搐者可用镇静剂。体弱患儿可早期应用丙种球蛋白。

3）中医中药治疗　前驱期初热时，可用宣毒发表汤或升麻葛根汤加减，以辛凉透表，驱邪外出。出疹期宜清热解毒透疹，用清热透表汤或银翘散加减，重病用三黄石膏汤或犀角地黄汤。虚弱肢冷者用人参败毒饮或补中益气汤。恢复期宜养阴清热，可用沙参麦冬汤或竹叶石膏汤。

4）并发症的治疗

① 支气管肺炎：按一般肺炎处理，继发细菌感染选用抗菌药物，重症者可考虑短期应用肾上腺皮质激素。进食少者适当补液。

② 心肌炎：有心衰者，宜及早强心治疗；有循环衰竭者，按休克处理。注意输液总量及电解质平衡。

③ 脑炎：重点是对症治疗。高热者降温，惊厥时用止惊剂，昏迷者加强护理。

④ 急性喉炎：尽量使患儿安静，蒸汽吸入以稀释痰液，选用抗菌药物，重症者用肾上腺皮质激素以缓解喉部水肿。喉梗阻进展迅速者应及早考虑气管切开或气管插管。

9. 麻疹的家庭养护要点有哪些？

① 在传染期，做好呼吸道隔离措施，室内保持空气新鲜，环境安静，每天通风2次，每次20～30分钟，保持室温在18～22℃。

② 患儿卧床休息至皮疹消退、体温正常。

③ 监测体温，观察热型。高热时用小剂量退热剂，忌用乙醇浴或冷敷，以免影响透疹，导致并发症。

④ 急性期给予流质或半流质容易消化的饮食，多饮水和汤以利降温、排毒、透疹；恢复期补充营养，给予高蛋白、高维生素饮食，无须忌口。

⑤ 保持皮肤、衣服的清洁，每天用温水擦浴一次（忌用肥皂），床单整洁、干燥，潮湿后及时更换。如透疹不畅，可用鲜芫荽煎水服用并擦身，以促进血循环和透疹。勤剪指甲，以防抓伤皮肤引起继发感染。

10. 麻疹如何预防？

① 在本病流行期间，尽量不要让孩子去公共场所，以减少感染机会。

② 凡接触麻疹的易感儿童，应予隔离，不能进入托幼机构，需观察21天。

③ 应按计划接种麻疹减毒活疫苗。对年幼、体弱的易感儿肌注人血丙种球蛋白，接触5天内注射可免于发病，6天后注射可减轻症状，有效免疫期3～8周。值得注意的是，很多家长认为注射过麻疹疫苗后就不会再得麻疹，这是误解，麻疹疫苗接种后其免疫效应会随着时间的延长而减弱，如果宝宝接触了麻疹患者仍有可能发生麻疹，所以一定要做好隔离措施，并按时复种疫苗。

④ 居室空气要流通，室内空气要保持一定的湿度。

⑤ 孩子衣着应冷暖适宜，保持口腔、眼、鼻清洁。

⑥ 麻疹患儿的物品需曝晒2小时；减少不必要的探视，接触者离开后立即在阳光下或流动空气中停留30分钟；发生疫情的学校、托幼机构暂不接纳新生。

（李晓峰）

传染性疾病

幼儿急疹

1. 什么是幼儿急疹？

　　幼儿急疹又叫婴儿玫瑰疹，民间也叫烧疹，是人类疱疹病毒6型和7型引起的一种小儿急性传染病，临床以急起高热、热退疹出为特征。因多见于乳幼期，皮疹形态与麻疹相似，所以中医称之为"奶麻""假麻"。本病预后良好，均能自愈。

2. 幼儿急疹的流行情况如何？

　　本病是人类疱疹病毒6型和7型通过飞沫传播引起的，传染性不如麻疹强，多发生于春、秋季，没有性别差异，发病多在2岁以内，1岁以内最多，潜伏期一般为5～15天。

3. 如何判断宝宝得了幼儿急疹？

　　幼儿急疹的临床特征是高热3～5天，然后骤然退热并出现皮疹，即"热退疹出"。患病的宝宝首先是急起高热，持续3～5天，体温可达40℃，有时出现轻咳、流少量清涕、排稀便等症状，症状与"感冒""扁桃体炎"是完全一样的。查体时临床体征不明显，仅有咽部和扁桃体轻度充血和头颈部淋巴结轻度肿大。热退后9～12小时内皮肤出现红色斑疹或者斑丘疹，主要散布在躯干、颈部及上肢，偶可波及面部及下肢。皮疹出齐几小时后开始消退，一般在2～3天内消失，无脱屑，无色素沉着，全过程患儿的精神、食欲均良好。本病起病急，只有到退热后疹子出来，才能最后确诊。

4. 这个病严重吗？

幼儿急疹的病情一般较轻，预后良好，但是年幼体弱儿也可能合并肺炎、心肌炎、脑膜炎等。另外，持续高热易致惊厥。所以，对于幼儿急疹，家长也不可掉以轻心。

5. 何时需要就医？

幼儿急疹病初没有特殊表现，如果宝宝出现高热不退或精神、食欲不佳的情况，还是要尽早到医院诊治。

6. 幼儿急疹如何诊断？会有哪些检查？

医生通过临床表现及相关检查即可确诊。

相关检查主要是血常规，多见白细胞总数减少，伴中性粒细胞减少，也可随后出现白细胞总数增多。有时，医生会对患儿进行病毒分离、病毒抗原检测、病毒抗体测定、病毒核酸检测等，但由于本病大多属于回顾性诊断，病毒方面的检查对于幼儿急疹的早期诊断并无意义。

7. 幼儿急疹的家庭护理要点有哪些？

本病为自限性疾病，无须特殊治疗，主要是加强护理和对症治疗。

① 注意休息，居室安静，空气流通、新鲜，保持适当温度和湿度，衣、被不宜过多。

② 保持患儿口腔、皮肤的清洁卫生。

③ 饮食宜富于营养、易消化，并应多喂温开水或果汁。

④ 发热时尽量降低室内温度，宽衣散热，勤测体温。高热时物理降温或遵医嘱服用退热药物，预防热性惊厥。

8. 幼儿急疹如何预防？

本病的传染性不强，最好的预防措施就是与患病且处于发热期的患儿隔离，以及在流行期间少去人流量大的公共场所。

（李晓峰）

水痘

1. 什么是水痘？

水痘是由水痘－带状疱疹病毒初次感染引起的儿童常见急性传染病，以学龄前儿童多见。该病为自限性疾病，具有高度的传染性，易造成小区域流行，病后可获得终身免疫，也可在多年后感染复发而出现带状疱疹。

2. 水痘的流行情况如何？

水痘－带状疱疹病毒对外界环境的抵抗力弱，不耐热，不耐酸，对乙醚敏感，在痂皮中不能存活。患者是唯一的传染源，出疹前1天至疱疹全部结痂时均有传染性。病毒储存在患者上呼吸道鼻咽分泌物及疱疹液中，接触或飞沫均可传播。10岁以下的易感儿接触后90%以上发病。发病以冬、春季节为多。潜伏期一般为14～16天，有时可长达3周。

3. 如何判断宝宝得了水痘？

水痘的临床特征是分批出现的皮肤黏膜斑疹、丘疹、疱疹和结痂并存而全身症状轻微。具体来说，起病时宝宝可出现发热、咽痛、全身乏力、肌肉酸痛等不适，数小时至1天后皮疹开始连续分批出现，呈向心性分布，首发于躯干，后至脸、肩、四肢。开始时皮疹为红色小丘疹或斑丘疹，很快就转变为椭圆形透亮的疱疹，直径3～5毫米，周围有红晕，无脐眼，疱疹出现24小时后，疱内容物变混浊，壁薄易破，常伴痛痒，部分患儿疱疹可发生在口腔、咽喉、结膜和阴道黏膜，破溃后形成溃疡。3～4天后，疱疹凹陷、干瘪、结痂。在疾病的高峰期，各期皮疹同时存在，俗称"四代同堂"。

4. 这个病严重吗？

水痘为良性自限性疾病，大多预后良好。年幼体弱儿或重症水痘感染时可能会并发肺炎、脑炎、肝炎、肾炎、间质性心肌炎等。妊娠早期感染水痘，可能引起胎儿畸形；妊娠后期感染水痘，可能引起胎儿先天性水痘综合征。

5. 何时需要就医？

如果宝宝是初次出皮疹，就应该到医院就诊。在确诊水痘后，如果宝宝年幼体弱，出现发热、咳嗽、气促、嗜睡、疱疹出血或皮疹以四肢为主时，应速去医院急诊。如果疱疹被抓破，发生继发感染，也要回医院进行抗感染治疗。

6. 医生会做什么？一般会有哪些检查？

医生会根据病前2~3周有与水痘或带状疱疹患者的密切接触史以及"四代同堂"现象做出初步诊断，并进行相关检查。

常见检查包括：

1）**血常规**　白细胞计数正常或稍低，淋巴细胞相对增高。

2）**血清学检查**　常用的是补体结合试验。水痘患者在出疹后1~4天血清中就会出现补体结合抗体，2~6周达到高峰，6~12个月后逐渐下降，双份血清抗体滴度4倍以上升高。

3）**病毒分离**　在起病3天内取疱疹液做细胞培养，其病毒分离阳性率高，后用免疫荧光、酶联免疫吸附试验及放射免疫等方法鉴定。也可取新鲜疱疹液直接做电镜检查。

7. 水痘如何治疗？

1）**抗病毒治疗**　对免疫功能受损或应用免疫抑制剂治疗的患儿，应及早使用抗病毒药物，如病毒唑、阿昔洛韦等，以减轻症状、缩短病程。

2）**对症治疗**　高热时，给予小剂量退热药物，忌用阿司匹林，以免增加Reye综合征的发生风险；烦躁时，用苯巴比妥等镇静剂；继发感染时，用抗生素治疗。局部皮疹，外用炉甘石洗剂、阿昔洛韦软膏，有继发感染者外用抗生素软膏，如莫匹罗星（百多邦）软膏。

8. 水痘的家庭养护要点有哪些？

① 在传染期采取呼吸道隔离措施，室内保持空气新鲜、环境安静，每天通风2次，每次20～30分钟，室温保持在18～22℃。

②患儿卧床休息至皮疹消退、体温正常。

③饮食营养均衡，多饮水。

④保持口腔清洁，每天饭后刷牙，或选择合适的含漱液漱口。

⑤保持皮肤、衣服的清洁，每天用温水擦浴一次（忌用肥皂）。衣服宜宽大、柔软，被褥整洁，不宜过厚。

⑥保持手的清洁，剪短指甲。告知年长儿尽可能不用指甲抓皮疹处，可在痒处施压，以免皮肤破溃继发感染留下疤痕，婴幼儿可戴并指清洁手套。

9. 水痘如何预防？

1）控制传染源　患儿隔离至疱疹全部结痂或出疹后7天。

2）切断传播途径　居室通风换气并进行消毒，患儿物品曝晒2个小时；减少不必要的探视，接触者离开后立即在阳光下或流动空气中停留30分钟；流行期间不带易感儿童去公共场所。

　　3）保护易感儿　与高危人群接触者，可肌注丙种球蛋白或水痘－带状疱疹免疫球蛋白。孕妇如患水痘，最好终止妊娠。居家隔离时禁止人员探视，室内保持空气新鲜、环境安静，定期消毒。注意休息，合理饮食。

（李晓峰）

手足口病

1. 什么是手足口病？

手足口病是由肠道病毒引起的传染病。可引发手足口病的肠道病毒有20多种（型），其中以柯萨奇病毒A16型（CoxA16）和肠道病毒71型（EV71）最为常见。手足口病多发生于5岁以下儿童，表现为口痛，厌食，低热，手、足、口腔等部位出现小疱疹或小溃疡。多数患儿1周左右自愈，少数患儿可出现心肌炎、肺水肿、无菌性脑膜脑炎等并发症。个别重症患儿病情发展快，可导致死亡。手足口病是全球性传染病，世界大部分地区均有流行。2008年，手足口病被我国纳入丙类传染病。

2. 手足口病的流行情况如何？

患者和隐性感染者是手足口病的传染源。患者咽部排出病毒持续1～2周，粪便排出病毒持续3～5周，病后数周仍可从粪便中排出病毒。疱疹液中含大量病毒，破溃时病毒即溢出。病毒可以通过直接接触传播（主要传播途径，接触患者的唾液、疱疹液、粪便等），也可以通过间接接触传播（接触污染的手、毛巾、手绢、牙杯、玩具、食具、奶具以及床上用品、内衣等），还可以通过空气飞沫传播，接触被病毒污染的水源、门诊交叉感染和口腔器械消毒不严格等途径传染。

手足口病人群普遍易感，感染后可获得持久免疫力。但不同病原型别感染后抗体缺乏交叉保护力，人群可反复感染发病。成人大多已通过隐性感染获得相应抗体，患者主要为学龄前儿童，以≤3岁年龄组发病率最高。本病每隔2～3年流行一次。

手足口病四季均可发病，以夏、秋季高发。本病传染性强，传播途径复杂，在短时间内可造成较大流行。流行期间，幼儿园和托儿所易发生集体感染，家庭也可发生感染集聚现象。暴发流行后常散在发生。

3. 如何判断宝宝得了手足口病？

本病绝大多数为普通病例，偶有重症手足口病病例。

普通病例的表现：急性起病，发热，口痛，厌食，口腔黏膜出现散在疱疹或溃疡，舌、颊黏膜、硬腭等处为多，也可波及软腭、牙龈、扁桃体和咽部。手、足、臀部、臂部、腿部出现斑丘疹，后转为疱疹，疱疹周围可有炎性红晕，疱内液体较少。皮疹手、足部较多，手心、手背、脚心、脚背均有，没有明显的痛痒感。皮疹数少则几个，多则几十个，消退后不留痕迹，没有色素沉着。部分病例仅表现为皮疹或疱疹性咽峡炎。患者多在1周内痊愈，预后良好。部分病例皮疹表现不典型，如部位单一或仅表现为斑丘疹。

重症病例的表现：病情进展迅速，发病1～5天出现脑膜炎、脑炎（以脑干脑炎最为凶险）、脑脊髓炎、肺水肿、循环障碍等，极少数病例病情危重，可致死亡，存活病例可留有后遗症。

顺便说一下哪些患儿有可能发展成危重病例。具有以下特征的患儿，尤其是3岁以下者，有可能在短期内发展为危重病例：a.高热持续不退；b.精神差，呕吐，易惊，肢体抖动、无力；c.呼吸、心率增快；d.出冷汗，末梢循环不良；e.高血压或低血压；f.外周血白细胞计数明显增高；g.高血糖。

4. 这个病严重吗？

本病一般经过良好，全病程5～10天，多数可自愈，预后良好。病后可获得对同型病毒手足口病的免疫力，但非终身。部分体弱儿可出现脑膜炎、心肌炎等并发症。危重病例大部分经积极抢救后心、肺、脑功能恢复正常，完全治愈，少部分可能会留下后遗症，尤其是神经系统严重受累者，还有部分患儿因心肺功能衰竭、重症脑炎、肺出血或出现其他并发症而死亡。

5. 何时需要就医？

只要怀疑孩子可能患上了手足口病，就应尽早带孩子到医院就诊，并及时治疗。

6. 医生会做什么？一般会有哪些检查？

根据临床症状及体征，尤其是口腔、手、足部位的典型皮疹分布特点，诊断起来并不困难。

常见检查包括：

1）**血常规**　白细胞计数正常或降低，病情危重者白细胞计数可明显升高。

2）**血生化检查**　部分病例可有轻度谷丙转氨酶（ALT）、谷草转氨酶（AST）、肌酸激酶同工酶（CK-MB）升高，病情危重者可有肌钙蛋白（cTnI）、血糖升高。C反应蛋白（CRP）一般不升高。乳酸水平升高。

3）**血气分析**　呼吸系统受累时，可有动脉血氧分压降低、血氧饱和度下降、二氧化碳分压升高、酸中毒。

4）**脑脊液检查**　神经系统受累时，脑脊液外观清亮，压力增高，白细胞计数增多，多以单核细胞为主，蛋白正常或轻度增高，糖和氯化物正常。

5）**病原学检查**　CoxA16、EV71等肠道病毒特异性核酸阳性或分离到肠道病毒。咽分泌物、气道分泌物、疱疹液、粪便，阳性率较高。

6）**血清学检查**　急性期与恢复期血清CoxA16、EV71等肠道病毒中和抗体有4倍以上的升高。

7）其他　有并发症时，还可做胸部X线片、头颅磁共振、脑电图、心电图等检查。

7. 手足口病如何治疗？家庭养护要点有哪些？

① 隔离患儿，接触者应注意消毒隔离，一般需要隔离2周，避免交叉感染。

② 注意休息，室内通风，多喝水，吃清淡、易消化的流质或半流质饮食，忌酸性饮料和较硬食物。做好口腔护理，口腔内疱疹及溃疡严重者，用康复新液含漱或涂患处，也可将思密达调成糊状于饭后用棉签敷在溃疡面上。

③ 玩具、衣服、被褥要清洁、消毒，衣着要舒适、柔软，经常更换。

④ 剪短宝宝的指甲，必要时包裹宝宝双手，防止抓破皮疹。

⑤ 手足部皮疹，初期可涂炉甘石洗剂，待有疱疹形成或疱疹破溃时可涂0.5%碘伏或抗生素药膏。

⑥ 臀部有皮疹的宝宝，应随时清理其大小便，保持臀部清洁、干燥。

⑦ 可服用抗病毒药物及清热解毒中草药，补充B族维生素、维生素C等。注意：抗病毒药物一般在发病24小时到48小时前使用效果最佳，而我们确诊手足口病的时候，往往已经过了最佳的抗病毒治疗阶段，所以现在不提倡用抗病毒药物。

⑧ 合并症的治疗：密切监测病情变化，尤其是脑、肺、心等重要脏器的功能；注意维持水、电解质、酸碱平衡及对重要脏器的保护；有颅内压增高者可给予甘露醇等进行脱水治疗，重症病例可酌情给予甲基泼尼松龙、静脉用丙种球蛋白等药物；出现低氧血症、呼吸困难等呼吸衰竭征象者，宜及早进行机械通气治疗；维持血压稳定，必要时适当给予血管活性药物；如果出现DIC、肺水肿、心力衰竭等，应给予相应处理。

8. 手足口病如何预防？

① 饭前、便后、外出后，要用肥皂或洗手液等给孩子洗手；不要让孩子喝生水、吃生冷食物；避免接触患病儿童；哺乳的母亲要勤洗澡，勤换衣服，喂奶前要清洗奶头。

② 多吃蔬菜、水果，多运动，注意营养和休息，增强抵抗力。

③ 手足口病流行期间，少去人员密集的公共场所。

推荐大家记住预防手足口病的15字口诀：常洗手，勤开窗，喝开水，吃熟食，晒衣被。

（李晓峰）

流行性腮腺炎

1. 什么是流行性腮腺炎？

流行性腮腺炎，俗称痄腮，是由腮腺炎病毒引起的一种儿童常见急性传染病。以发热、耳下腮部漫肿疼痛为主要特征，有时也可累及其他唾液腺。婴幼儿很少发病，年长儿可有并发症。一般预后良好，患病后可获终身免疫。

2. 流行性腮腺炎的流行情况如何？

流行性腮腺炎是一种急性全身性传染病，由腮腺炎病毒引起。5~9岁儿童常发，也可以在其他年龄发病。本病一年四季都可发病，以冬、春季为多。腮腺炎病毒属副黏液病毒，病人是其主要传染源，直接接触、飞沫、唾液的吸入为主要传播途径，本病容易在幼儿园、小学等单位中流行。接触病人后2~3周发病。流行性腮腺炎的传染期一般认为是从出现症状起到腺体肿大消失时止，即自发病前7天到腮腺消肿5天左右都有传染性，所以，一般在发现症状后患者应隔离3周。如果与流行性腮腺炎病人有接触，也应隔离3周。

3. 如何判断宝宝得了流行性腮腺炎？

流行性腮腺炎有接触史，潜伏期为2～3周。早期表现为一侧或双侧耳下部肿大，咀嚼时疼痛，颊内腮腺管口红肿，很快出现以耳垂为中心的腮腺肿大，炎症加重后，整个腮腺区明显肿大，边缘不清，局部皮肤紧张、发亮，但多不红，皮肤表面发热，触压时疼痛加重。一般先是一侧肿大，2～3天后另一侧也肿大。发病的第2天，肿胀达到高峰，1周左右腺体肿大消失，也有可能拖延较长时间。腮腺导管分泌物无脓液。本病大多起病较急，可出现发热、畏寒、厌食、头痛等全身症状，体温可上升到39℃或40℃，一般5～7天后体温恢复正常。

4. 这个病严重吗？

绝大多数流行性腮腺炎患儿预后良好，一般不会留有后遗症。但是，流行性腮腺炎是一种全身性疾病，有个别患儿会并发脑膜炎、睾丸炎、胰腺炎等疾病，其中部分患有睾丸炎的男童长大后生育能力会受损，所以流行性腮腺炎不容忽视。

5. 何时需要就医？

一旦发现孩子突然发热，半边脸肿起来了，同时食欲变差，就一定要带他到医院诊治。如果孩子突然出现呼吸困难、头痛明显、剧烈呕吐、严重腹痛或睾丸肿痛等情况，就更要及时就医，以排除脑膜炎、胰腺炎、睾丸炎的可能。

6. 医生会做什么？一般会有哪些检查？

根据流行情况和接触史，以及腮腺肿大的特征，诊断起来并不困难。但是要注意排除有没有并发症。另外，值得一提的是，除了流行性腮腺炎，化脓性腮腺炎、过敏性腮腺炎、腮腺导管阻塞等疾病也会引起腮腺肿大，但它们没有传染性，需要注意鉴别。

常见检查项目包括：

1）**常规检查**　血常规检查，白细胞计数正常或稍低；尿常规检查，并发肾炎者可出现蛋白尿及尿中有红、白细胞。

2）**血清和尿淀粉酶测定**　90%的患者血清和尿淀粉酶有轻度或中度增高。淀粉酶增高的程度往往与腮腺肿胀的程度成正比。

3）**血清学检查**　抗S抗体可作为早期感染证据，抗V抗体在发病1个月达到高峰。恢复期双份血清V抗体效价4倍以上升高，可确诊。

4）**病毒分离**　早期患者可在唾液、尿、血、脑脊液中分离到病毒。

7. 流行性腮腺炎如何治疗？家庭养护要点有哪些？

本病为自限性疾病，目前尚无抗腮腺炎病毒的特效药物，抗生素治疗无效，主要是对症治疗。

① 隔离患者，使之卧床休息，直至腮腺肿胀完全消退。

② 注意口腔清洁，用硼砂水或温开水漱口。饮食以流食或软食为宜，忌酸性食物，保证液体摄入量。

③ 可用利巴韦林及中草药治疗。紫金锭或如意金黄散用醋调后外敷，有一定的消肿止痛效果。

④ 体温达38.5℃以上时可用解热镇痛药。

⑤ 并发细菌感染，可以使用抗生素。并发脑膜脑炎，给予镇静、降颅压治疗。睾丸炎患儿疼痛时给予解热镇痛药，局部冷敷用睾丸托，可用激素及抗生素。并发胰腺炎者，应禁食，补充能量，注意水、电解质平衡。

8. 流行性腮腺炎如何预防？

① 早期隔离患者，直至腮腺肿胀完全消退。接触者一般检疫3周。告诉孩子不要与患病者密切接触。

② 室内要注意通风，保持空气流通。家里可用0.2%过氧乙酸消毒。

③ 教育孩子养成良好的个人卫生习惯，多参加锻炼，增强体质。

④ 出生后14个月，常规给予腮腺炎减毒活疫苗或麻疹、腮腺炎、风疹三联疫苗免疫。但腮腺炎减毒活疫苗不能用于孕妇、先天性或获得性免疫低下者以及对鸡蛋白过敏者。

⑤ 疾病流行期间可用中药预防，采用板蓝根30克或金银花9克煎服，每天1剂，连用6天。

（李晓峰）

传染性单核细胞增多症

1. 什么是传染性单核细胞增多症？其流行情况如何？

传染性单核细胞增多症是由EB病毒感染所致的一种单核—巨噬细胞系统急性增生性传染病。

EB病毒携带者及病人为本病的传染源，健康人群带毒率约为15%。80%以上的患者鼻咽部有EB病毒存在，恢复后15%～20%可长期咽部带毒。本病主要经口、鼻密切接触传播（因此国外也称其为"Kiss病"），也可经飞沫及输血传播。人群普遍易感，儿童及青少年患者更多见。6岁以下幼儿患病时大多表现为隐性或轻型发病，15岁以上感染者多呈典型发病。传染性单核细胞增多症四季均可发病，以秋末冬初较多，可以散发，也可呈一定规模的小流行。潜伏期5～15天，病程2～3周，常有自限性，大多预后良好，病后可获得持久性免疫。

2. 如何判断宝宝得了传染性单核细胞增多症？

传染性单核细胞增多症起病急缓不一，约40%的患儿有乏力、头痛、纳差、恶心等前驱症状，历时4～5天。典型表现是以发热、咽炎、淋巴结肿大为特征的"三联征"。发热的热型、热度、热程均不定，伴随的中毒症状也多不严重。约80%的患儿会有咽部充血、咽峡炎，有半数患儿会诉有咽痛，检查口腔可见扁桃体伪膜形成（这容易与化脓性扁桃体炎相混淆）。80%以上的患儿可见淋巴结肿大，以颈淋巴结肿大最为常见，腋下及腹股沟部次之，肿大的淋巴结直径1～4厘米，质地中等硬，分散，无明显压痛，不化脓，双侧不对称，消退需数周至数月，如果肠系膜淋巴结肿大可引起腹痛及压痛。仅部分患儿会出现轻度肝大或肝脾肿大，但是肝功能异常者可达2/3。10%左右的患儿在病程1～2周出现多形性皮疹，多见于躯干部，1周内隐退，无脱屑。另外，如果孩子有突发的严重鼻塞、打鼾、眼睑浮肿，且对症处理效果不好，也要考虑到本病，可能与局部淋巴管肿胀、淋巴回流受阻有关。

3. 这个病严重吗？

本病预后良好，但仍有1%～2%的病死率，多是严重并发症所致，主要死因有喉梗阻、嗜血细胞综合征、脾破裂、脑膜炎、心肌炎等。

4. 何时需要就医？

一旦发现孩子存在颈部淋巴结肿痛、咽痛、体温升高等情况，就应及时带孩子去医院就诊。

5. 医生会做什么?

根据流行情况和接触史,以及临床表现,诊断并不困难。

存在以下情况的3项即可诊断:

① 发热;

② 咽炎、扁桃体炎;

③ 颈部淋巴结肿大(直径大于1厘米);

④ 肝脏肿大;

⑤ 脾脏肿大。

但要注意排除其他疾病,特别是传染性单核细胞增多综合征(也称类传染性单核细胞增多症),后者是由支原体、巨细胞病毒等其他病原体感染引起的,临床表现与传染性单核细胞增多症类似,需要进行鉴别诊断。

6. 一般会有哪些检查?

1)**血常规** 白细胞总数正常、升高或减少,可先正常或减少,1周后升高;淋巴细胞增多。

2)**血涂片** 异型淋巴细胞≥10%或总数≥1.0×10^9/升。

3)**血清EB病毒抗体测定** 早期抗原(EA)-IgG效价≥1:20,病毒衣壳抗原(VCA)-IgM阳性或效价≥1:10,VCA-IgG效价≥1:160,或VCA-IgG在恢复期比急性期升高

4倍以上。

4）EB病毒抗原检查　鼻咽拭子直接测定EB病毒核抗原，在病程3～4周阳性。

5）EB病毒DNA检查　血液、唾液、口腔上皮细胞、尿液中的EB病毒DNA阳性。

6）嗜异性凝集试验　阳性率达80%～90%。但因其特异性不高，近年来已少用。

7）骨髓象　基本正常。缺乏诊断意义，但可除外其他疾病，如血液病等。

8）其他　如肝脾B超、X线胸片、心电图等。

7. 传染性单核细胞增多症如何治疗？

本病为自限性疾病，无特异性治疗，以对症治疗为主。

1）对症治疗　高热病人适当退热，酌情补液。休克者给予补充血容量及血管活性药物治疗。出血者给予止血药物。脑水肿者给予甘露醇脱水。并发细菌感染时，使用抗生素。

2）抗病毒治疗　阿昔洛韦等药物不必常规应用于一般的传染性单核细胞增多症患者，只有伴口腔毛状黏膜白斑病的艾滋病患者以及有充分证据说明是慢性进行性EB病毒感染者才考虑应用。干扰素的疗效不明确。

3）肾上腺皮质激素治疗　可用于重症患者，如咽部、喉头有严重水肿，出现神经系统并发症、血小板减少性紫癜、心肌炎、心包炎等，可改善症状，消除炎症。但一般病例不宜采用。

4）**中医药治疗**　有一定疗效，主要治法是解表清气、化湿清热、清热泻火、凉血解毒。

8. 传染性单核细胞增多症的家庭养护要点有哪些？

① 注意观察患儿的体温变化及伴随的症状，及时给予物理和药物降温。

② 发病初期应卧床休息2～3周，减少机体耗氧量，避免心肌受累。

③ 饮食应清淡、易消化、高蛋白、高维生素，宜进流食或半流食，少吃干硬、酸性、辛辣食物，保证充足的水分供应。

④ 注意保持皮肤清洁，及时更换衣服。衣服应质地柔软、清洁干燥，避免刺激皮肤。保持手的清洁更重要，应剪短指甲，勿搔抓皮肤，防止皮肤破溃感染。

⑤ 肝大、转氨酶高时可口服维生素C及肝泰乐等护肝药物以保护肝脏。脾大时应避免剧烈运动（特别是在发病的第二周），以免发生外伤引起脾破裂。

⑥ 淋巴结肿大的要注意定期复查血象，因淋巴结消退比较慢，可达数月之久。

9. 传染性单核细胞增多症如何预防？

本病目前尚无有效的预防措施。有人主张急性期应呼吸道隔离，患者的呼吸道分泌物及痰杯宜用含氯石灰、氯胺或煮沸消毒，但也有人认为隔离并无必要。患者恢复后病毒血症可能长达数月，所以如为献血者，其献血期限至少应延至发病后6个月。另外，本病尚无可靠的预防性疫苗，减毒活疫苗尚在研制中。

（李晓峰）

儿童发育行为障碍

注意缺陷多动障碍

1. 孩子多动也是病吗？

几乎在每个学校的每个班级，总有那么几个孩子，上课时不安分，不时逗逗周围的同学，想方设法引起同学或老师的注意，或者是独自玩弄笔盒、铅笔、橡皮擦，不时东张西望，浮想联翩地做着白日梦。看到这些，我们会很自然地想到：这样的孩子是多动症吗？

多动症是一种病，而且是一种儿童时期最常见的神经发育障碍性疾病。多动症有两个特征，一是注意缺陷、容易分心，二是冲动行为、活动过度，所以它的全称是注意缺陷多动障碍。

但是孩子多动不一定就是多动症，多动症是有严格的诊断标准的。据统计，学龄期的儿童只有3%~5%患多动症，也就是说，相当一部分活泼好动的孩子其实是正常的。

我们不要轻易给孩子贴上"多动症"的标签。每个孩子都有不同的个性或气质，多动的孩子（甚至包括已经被确诊为多动症的孩子）其实也有一些其他儿童不具备的优点：他们极具活力和想象力，思维比较活跃；他们敏感，警觉性高，对于微小的危险信号能够更早发觉，生活在恶劣条件中具备多动特征的儿童可能比其他儿童更具有生存的优势；他们适应环境变化快，即使在枯燥的环境中也能找到乐趣；他们勇于探索，不怕危险，往往成为勇敢者……这些优点如果加以转化、利用，可能成为将来的财富，不少成功人士就认为自己在儿童时代是典型的多动症患者。当然，这些优点在某些情况下也可能是缺点，作为老师和家长，应该理解孩子，因材施教，扬长避短。

2. 怎样才算是真正的多动症？

我们说过，多动症是有严格的诊断标准的，虽然有一些是主观方面的判断，但是有具体可参照的客观准则。

DSM-5（美国精神障碍诊断与统计手册第五版）中
注意缺陷多动障碍的诊断标准

A. 一种持续的注意缺陷和 / 或多动 / 冲动状态，影响功能或发育，具有以下（1）和 / 或（2）的特征：

必须具备下列症状中的至少6条，症状持续时间 > 6个月，症状与发育水平不相称，并对社会和学业 / 职业活动带来直接的不良影响。

这些症状不止是对立行为、违抗、敌意或不理解任务和指令。对于青年和成人（≥ 17 岁）至少应有 5 条症状。

（1）注意缺陷症状

a. 经常不能注意细节，或经常在学校、工作或其他活动中犯粗心的错误（如忽视或漏掉细节、工作不精确）。

b. 在完成任务或活动中，经常维持注意困难（如在演讲、谈话或长篇阅读中）。

c. 当和别人直接交谈时，经常似乎没有倾听（即使环境并没有明显干扰也经常走神）。

d. 经常不能遵守指令，并且不能完成功课、家务或工作（如刚开始工作很快就分心，并且容易转移目标）。

e. 组织任务和活动经常有困难（如维持任务顺序困难；乱放物品、材料；工作组织混乱；时间管理无序；不能按时完成任务）。

f. 经常回避不喜欢或者勉强从事需要维持脑力的活动（如学校活动或家务；对于青年人或成人来说，可以是准备报告、完成表格、阅读长篇文章）。

g. 经常丢失完成任务或活动必需的物品（如学习材料、铅笔、书本、工具、钱包、钥匙、书面作业、眼镜、手机）。

h. 无关刺激经常容易引起分心（对于青年人和成人可以包括无关想法）。

i. 经常忘记日常活动（如家务、跑腿；对于青年人和成人可以包括回电话、付账单、赴约会）。

（2）多动/冲动症状

a. 经常扭动不安、坐卧不宁。

b. 常在需要安坐的场合难以控制（如在教室、办公室或其他工作环境中，或在需要坚守的环境中经常擅离职守）。

c. 在不适宜的场所经常奔跑和攀爬（注：青年人或成人可限于不安感）。

d. 经常不能安静地玩耍或从事休闲活动。

e. 经常不停地"活动"，似"有发动机驱动"（如在餐馆、会议场所，时间稍有延长就坐立不安，不能与大家同步）。

f. 经常说话过多。

g. 经常他人问题还未说完，就急着回答（如接话茬、插话）。

h. 经常不能等候（如排队）。

i. 经常打断或干扰别人（如粗暴插手于谈话、游戏或其他活动；未经许可随便使用他人物品；对于青年人和成人包括干扰或插手别人正在做的事）。

B. 症状出现在 12 岁之前。

C. 症状出现在两个以上的环境。

D. 症状明显影响了社会、学业和职业功能。

E. 症状不是由精神分裂症或其他精神病性障碍引起，也不能由其他精神障碍来解释（心境障碍、焦虑障碍、分离性障碍、人格障碍、物质依赖或戒断）。

注意缺陷多动障碍的分型：

① 注意力不集中为主型：满足注意力不集中的标准，而不满足多动/冲动者。

② 多动/冲动为主型：满足多动/冲动标准，而不满足注意力不集中者。

③ 混合型：同时满足注意力不集中和多动/冲动标准。

3. 孩子为什么会有多动症？

多动症的病因到目前为止还不甚明了。男孩和女孩的发病率之比为4~9:1，也就是说男孩居多。目前，多数学者认为该病是遗传因素和环境因素共同作用的结果。

多动症的发生与脑对行为的调节有关系，也有遗传学的基础，也就是说血缘亲属中的患病率高于非血缘者，同卵双生子一起患病的概率很高。另外，环境因素也有非常显著的影响，这些环境因素包括家庭或学校教育环境不良、父母亲的社会经济地位低下、儿童早期情感剥夺、留守儿童、隔代抚养、父母亲的人格障碍等，其他还有铅中毒、食品添加剂等。

4. 如果孩子有多动症，家长应该怎么办？

最根本的对策是根据他们的特点有针对性地进行个体化教育。

1）对孩子给予适当的宽容和理解，要保护孩子的自尊

对于注意力不集中和好动的孩子，学校可以在适当的时候和适当的地点给予孩子充分的活动机会，即使在课堂上也可容忍孩子在不影响他人的前提下在某些时候偶尔伸展手脚；老师也不妨提供机会让这些孩子站起来回答问题，并对他的努力给予表扬；对于经常有多动行为的孩子，老师可以在讲课时悄悄地提醒（而不是大声呵斥）。在家庭中，父母要为孩子安排动静交替的活动，并随着孩子年龄的增长，逐渐提高安静活动的时间要求，因为孩子年龄越小，其注意力维持的时间相对越短、活动越多。教育主管部门也可以考虑是否应该根据孩子的不同年龄安排不同长短的上课时间，大多数一年级的孩子不能维持注意力集中40分钟，只不过有些孩子更"乖"一些。

2）让孩子有目的地动　　不要让孩子经常处于无目的的"乱动"中，这就要求教育者（主要是父母亲）要经常组织、策划和参与孩子的活动。例如，在规定的时间完成规定内容的体育活动或游戏，这些活动有活动量大的，如打球、跑步、追逐，也有活动量小的，如在花园赏花、寻找某种植物等，还有安静的游戏，如下棋、打牌、看书，孩子和家长一起看书或看电视（儿童内容的，电视内容的限制在儿童教育中十分重要）是提高孩子安静能力和学习积极性的很好的训练方法。随着孩子年龄的增加，可以逐步增加安静活动的内容和时间，在不知不觉中改善孩子的多动状况。

3）**提倡"赏识性教育"** 对于孩子的努力，不管结果如何，总是给予恰当的正面评价，这对孩子的成长有益。赏识性教育的理论基础就是所谓的"行为矫正技术"。及时发现孩子的良好行为，并给予鼓励（正性强化），可以帮助孩子建立自信心和自尊心，使其不断获得成功或进步的体验。必须注意，无论是从教育的结果还是从保护儿童权益的角度来看，被家长体罚和谩骂都是有害的。

当然，教育多动症的孩子远不止那么简单，其所涉及的问题还包括儿童的智力、行为调节能力、情绪状态、家庭温暖和教育方式等，老师和家长一定要有耐心，多观察、多了解孩子，及时调整方案，还要祛除家庭中的一些不和谐因素，改善夫妻关系，改善亲子关系，并定期带孩子到专科门诊复诊。

5. 多动症可以吃药治疗吗？长期吃药副作用大吗？

当孩子被诊断为多动症而各种教育干预措施效果不明显的时候，可以进行药物治疗。国内常用的是哌甲酯缓释片。该药对绝大多数儿童还是非常安全的，其主要副作用是食欲不振和入睡困难，也有个别儿童出现头痛和胃痛的情况，继续用药或者减量后症状可以消失。还有一种近10年来使用较多的药物盐酸托莫西汀，副作用主要有便秘、口干、恶心、失眠，停药后症状缓解。

如果孩子多动冲动、注意缺陷等症状很明显，并且严重影响了学习、社交生活，影响了老师、同学对他的评价，不要拒绝药物治疗，因为这些药物有时候疗效真的不错，能改善孩子的注意力，使孩子步入正常的学习、生活轨道，使家长、老师的精神压力也减少很多。当然，也不能完全依赖药物，同时使用教育干预、行为矫正、家庭咨询等方法也很重要。

（陈凯云）

自闭症

1. 什么是自闭症?

人们对"自闭症"这个词并不陌生，电视剧里也经常有这样的剧情，那些不说话、整天躲在角落里、完全与社会隔绝的人不就是得了自闭症吗？其实，真正的自闭症还真不是那样子的，尤其是儿童时期的自闭症，从外表并不容易看出来。很多被诊断为自闭症的孩子都长得活泼可爱、英俊漂亮，而且动作灵活，上蹿下跳，动个不停。自闭症并不是指内心的孤独、寂寞，个性冷漠，自闭症是一组以交流、语言障碍和行为异常为特征的发育障碍性疾病。

自闭症也叫孤独症，全称是自闭症谱系障碍或者孤独症谱系障碍。为什么要加"谱系障碍"这几个字呢？"谱系"是从英文翻译过来的，是光谱的意思，我们平时见到的光是有不同波长的，按照波长的大小顺序排列就成了光谱。不同自闭症的孩子表现也是不一样的，症状有轻有重，能力有低有高，也可以像光谱一样按大小顺序连续分布，所以叫作"谱系障碍"。

2. 自闭症有什么特点?

小良是个3岁的男孩子，外表帅气，活泼好动，双眼又大又亮，每天都在家里和小区公园里玩个不停，然而却不太会说话，只会说"妈妈""要"两个词，也不怎么理人和看人，父母喊他，他也经常充耳不闻，但是只要打开电视，小良就从房间里跑出来看广告，而且看得专心致志，一直到广告结束，所以父母从来不怀疑他听力有问题。小良也喜欢车，家里虽然已经堆满玩具车，但是只要去商场，小良必定往摆放玩具车的地方去，非要买上一辆才肯走。小良在家喜欢把玩具车摆成一排一排的，而且乐此不疲，每天重复无数次，摆完后非常高兴，自己拍手，却从来没有向父母或者其他小朋友炫耀自己的成果。他特别调皮捣蛋的时候，只要给他播广告或者玩小车，他就能安静下来。小良不喜欢其他小朋友，见到其他小朋友就抢他们手里的玩具，不跟小朋友们玩。今年小良上幼儿园了，老师反映他跟其他孩子很不同，自己离开座位、离开课室，完全不听指令，建议家长带他去医院检查。结果医生看了以后，诊断孩子是自闭症。

医生诊断小良是自闭症，主要根据孩子的三个重要特征：首先，他有社交障碍（眼睛不看人；听力正常却不理人，不听指令；不会炫耀）；其次，他有言语或非言语交流障碍（不太会说话，3岁了只会说两个词）；最后，他兴趣狭窄，有重复、刻板行为（重复排列车，沉迷于电视广告）。

当然，这是经过医生的专业判断后诊断的，家长并不是那么了解，如果家长发现孩子有"四不"——不说（不会说话）、不看（不看别人眼睛）、不指（不用食指指物）、不理（不理人），就要警惕了，应该去找专业的医生咨询。

3. 为什么会有自闭症？

人们忍不住会想，现在报纸上、电视上经常提自闭症，是不是因为如今的社会越来越冷漠、父母没空理孩子、老人家不会教孩子而造成孩子自闭呢？是不是因为现在独生子女多、父母溺爱孩子、孩子看电视看多了而导致自闭症呢？其实都不是，自闭症不是心理疾病，而是发育障碍性疾病。

从20世纪70年代开始，科学家们就把主要的精力放在了寻找自闭症儿童的基因和遗传异常方面。近10年来，大量的研究表明部分自闭症儿童的确存在遗传基因的异常。也许家长们要问，我们自己没有自闭症啊，怎么会生出有自闭症的孩子来呢，这也是遗传吗？对这个问题的解释其实有点复杂。有些遗传病，例如自闭症，父母尽管没有自闭症，但是他（她）的遗传基因有些小的问题，这样的父母可能只是表现出了部分的社交困难、语言延迟等特征，完全够不上自闭症的诊断标准，但是父母两个人结合，又都把自己的小问题遗传给了孩子，这个孩子就有可能表现出自闭症的特征了。还有一种情况，父母的遗传物质（基因）在结合的时候并没有问题，但是在受精卵长大的过程中受到了来自外界环境的不良影响，基因从此出现了问题，或者基因的表达出现了问题，从而孩子在出生后表现出自闭症。

科学家们在大约15%的自闭症患者的身体细胞里找到了异常基因，这表明遗传因素在自闭症病因学方面有重要地位。总的来说，虽然自闭症病因还不是很明确，但是目前还是认为可能是在某些未知环境或不良因素的影响下，正常的基因发生了异常，或基因的调控表达出现了异常，引起人体神经系统出现有异于正常的状态，从而表现为自闭症。

4. 自闭症多吗？

　　自闭症其实真不少，目前儿童自闭症的人数已经超过儿童糖尿病、儿童癌症和儿童艾滋病的总和。美国疾病控制与预防中心发布的最新自闭症发病率统计数据表明，每68个孩子之中就有一个患自闭症。人们对这个数据都表示很惊讶：有这么多吗？我们平时怎么都没有看到？中国的自闭症患病率还不是很清楚，但是确实有很多自闭症儿童，他们也许没有进入正常学校，也许在特殊学校和机构，也许居家未上学，也许在我们身边走过、出现过。如果我们没有深入地了解，光凭外貌，我们并不知道哪些孩子是自闭症，也不会知道自闭症就在我们身边。

　　近30年来，自闭症的患病率在显著上升，上升的原因可能是由于诊断标准的放宽，也可能是由于过去被诊断为智力障碍的孩子现在被修正诊断为自闭症了，还可能是由于医学界、教育界和社会公众对于自闭症的认识水平提高了，也可能是由于自闭症的患病率绝对值在增高。虽然不能确定原因，但是不可否认的是，自闭症由于其患病率高、危害大，已经成为我们必须重视和关注的一种疾病。

5. 自闭症患儿是否都有特殊才能？

如果你看过1989年的奥斯卡最佳电影《雨人》，一定会对男主角Raymond印象深刻，他是一个成年自闭症患者，住在一所疗养院里，不能独立生活，但是他的计算能力和记忆力超强，过目不忘。还有一个例子，英国画家斯蒂芬·威尔夏，他自幼患自闭症，却有着惊人的记忆力和绘画天赋，即便身处陌生的城市，只要在街上转一圈，他就能把街景、建筑等景观像电脑扫描一般在大脑中储存下来，再凭记忆在画布上还原。

上面这种现象叫"学者综合征"，是指某些人存在严重的认知障碍、自闭症或者其他心理疾病，在很多方面都显著落后于普通人，甚至连生活自理都存在困难，却拥有与他（她）的障碍全然相对的、在某一个或几个方面有非常优异甚至令人惊奇的能力。但是，并不是所有的自闭症患者都是天才，只有不到10%的自闭症儿童有某种特殊才能，大部分自闭症的孩子合并有智力障碍。

当然，并不是所有患自闭症的孩子一开始就存在智力损害（确实有一部分孩子是这样），智力的发展跟外界环境的相互作用有关，这个环境包括后天的营养、父母的教育、同伴的互动、学校的学习等。自闭症儿童由于存在社会交往障碍，所以在后天环境方面的不利是显而易见的，父母会因为孩子不听指令而逐渐放弃应有的家庭教育，孩子因为不喜欢与别人玩耍而失去了与同伴互动游戏、互相学习获得经验的机会，早期未获得良好干预的自闭症儿童可能更少地进入普通幼儿园或学校学习，在这样的情况下，其智力发展会受到不良影响甚至出现智力落后是可以预见的。因此，不管自闭症儿童是否配合，教育资源、社会资源是否充分，都应该想方设法给孩子提供教育，这对孩子的预后或者说是否成为残障人士有着重要的影响。

6. 诊断自闭症后还需要做检查吗？

是的，即使诊断已经明确，还要做一些检查，以了解孩子的能力、病情严重程度、有没有共患病（如癫痫），或者排除其他一些疾病（如结节性硬化）。

1）**神经心理学方面的检查** 如智力测试（韦氏智力测试或者盖塞尔发育测试）、自闭症儿童心理教育评估（PEP3）、社会适应能力评定等。

2）**器械方面的检查** 如脑电图检查、头部磁共振检查、脑干听觉诱发电位检查、脑部SPECT（单光子发射计算机断层扫描）检查等。

3）**血液检查** 如微量元素检查、代谢检查、染色体和基因检查等。

当然，并不是以上所有的检查都必须做，家长要在专业医生的指导下有针对性地选取合适的检查，从而更进一步地了解孩子的情况，为后续的特殊教育训练做好准备。

7. 自闭症是否是不治之症？

自闭症不是不治之症，通过科学、系统的干预，几乎所有的自闭症儿童都可以得到不同程度的改善。当然，也有专家认为自闭症是终身的障碍，不能痊愈。从另外一个角度看，自闭症患者经过有效的干预后，能够独立工作、学习、生活，能够有自己的情感世界，可以结婚生子，那么，即使他的表现还是跟正常人有一点点区别，但是从社会适应性方面来看，他也是治愈了的。国内外大量的例子告诉我们，经过特殊教育训练，自闭症孩子的残障率降低了，也减轻了家庭和社会的负担。

自闭症最重要而有效的治疗方法，就是高强度的科学的教育训练。不要迷信一些特效药、中药、针灸、干细胞治疗等方法。目前，主流的、被专家们认为效果比较好的教育训练方法有应用行为分析疗法、结构化教学、人际关系发展干预、地板时光、游戏与文化介入、丹佛早期模式等。药物使用在自闭症孩子中也有，但比较少，多用于一些存在多动、自伤、刻板行为、睡眠障碍和情绪障碍的孩子，并不是最主要的治疗方法。

对于自闭症，早期发现、早期诊断、早期干预，效果会更好，特别是对于年龄小的儿童。所以，如果家长发现孩子在社交、情感发展方面有落后，应该及时带孩子就诊，向医生咨询。

（陈凯云）